普通外科基础手术精讲

主　编　杨雁灵
主　审　李开宗
副主编　王　辉　丁　睿　冯全新
编　者　（以姓氏笔画为序）
　　　　丁　睿　马　奔　王　辉　丰　帆
　　　　宁鹏涛　冯全新　李世森　汪庆强
　　　　范　明

U0313731

科学出版社

北　京

内 容 简 介

本书从临床实际工作出发,系统讲解了普通外科低年资医师需掌握的最具代表性的甲状腺腺瘤摘除术、甲状腺次全切除术、腹股沟疝修补术、胃大部切除、胃空肠吻合术、小肠切除、肠吻合术、阑尾切除术、脾切除术、胆囊切除术、腹腔镜胆囊切除术、胆总管探查术等手术的适应证、禁忌证、术前准备、麻醉方法与体位、手术步骤、各种手术并发症的发生原因和处理及意外情况处理等内容,对手术部位的暴露、结扎、止血等重要操作环节配合多幅图进行了详尽的展示。

本书可供普通外科低年资医师参考使用。

图书在版编目(CIP)数据

普通外科基础手术精讲/杨雁灵主编.—北京:科学出版社,2017.1
ISBN 978-7-03-049799-4

Ⅰ.普… Ⅱ.杨… Ⅲ.外科手术-岗位培训-自学参考资料 Ⅳ.R61

中国版本图书馆 CIP 数据核字(2016)第 210734 号

责任编辑:张利峰 马晓伟 / 责任校对:郑金红
责任印制:赵 博 / 封面设计:龙 岩

科 学 出 版 社 出版

北京东黄城根北街 16 号
邮政编码:100717
http://www.sciencep.com

天津市新科印刷有限公司 印刷

科学出版社发行 各地新华书店经销

*

2017 年 1 月第 一 版 开本:787×1092 1/16
2017 年 1 月第一次印刷 印张:8 1/2
字数:201 000

定价:42.00 元
(如有印装质量问题,我社负责调换)

前　言

　　临床医学的特点是具有很强的实践性,临床医师的诊疗技术直接影响患者的生命健康,而尽快掌握专科基础手术操作,独立处理围术期相关问题,是每一位新入职的外科医师追求的目标,这种能力需要建立在对疾病的熟悉程度及一定的临床经验上。为帮助新入职及低年资医师尽快掌握基础手术技巧,达到独立上岗的要求,我们从临床工作的实际需要出发,复习文献,吸收国内外新观点、新方法、新技术,并结合自己的临床实践经验,编写了《普通外科基础手术精讲》一书。本书系统介绍了普通外科基础手术的相关问题,包括手术操作细节、各种术后并发症发生原因、诊断、处理原则和具体方法,是一部可供实习医师、新入职医师、初级临床外科医师使用的参考书。

　　在实践中获得独立处理临床问题的能力和信心,既是外科医师成长、成熟的必经之路,也是其不断进步和提高的重要保证。让我们遵循认真读书、大胆实践、勤于思考的原则,在实践中积累和总结,在总结中思考,不断完善知识,取得更大的进步。

　　普通外科内容浩如烟海,丰富多彩,本书仅就其中部分内容进行阐述,与其他专业书籍相比,个别篇幅虽文题相似,内容却有所侧重。内容新、实用性强正是本书可供参考之处。

　　因时间仓促,疏漏及错误之处,敬请读者不吝指正。

解放军第四军医大学附属西京医院　杨雁灵

2016 年 7 月于西安

目　录

第1章

甲状腺腺瘤摘除术、甲状腺次全切除术

甲状腺外科已有 100 多年历史,曾出现了 Kocher、Mayo、Lahey、Clark、Thompson、Schwated、Lore、Reeve 及 Delbridge 等甲状腺外科先驱。尤其在近几十年,甲状腺外科技术发展日趋成熟,手术技术的主要改变已从"外侧解剖"到"包膜解剖",最后成熟于甲状腺外科的核心技术,即"精细化包膜解剖技术",这是现代甲状腺外科技术的一个巨大革新。本章主要介绍甲状腺腺瘤摘除术、甲状腺次全切除术中的外科技巧。

一、甲状腺的外科解剖

(一)甲状腺手术切口的解剖特点

切口部位为颈前外侧部(固有颈部),皮下组织及颈阔肌(亦称颈浅筋膜),在舌骨下方中线附近和肩胛舌骨肌、斜方肌三角区的颈浅筋膜中不含此肌,故向上游离颈阔肌皮瓣达甲状软骨水平即可。颈前静脉位于皮下组织层,无瓣膜,沿中线两侧下行进入胸骨上间隙内,切口需横断舌骨下肌群时必切断此静脉。左右颈前静脉在胸骨上间隙内有一横行的吻合支称为颈静脉弓,颈正中切口过低时易导致此血管弓损伤。

颈部筋膜由致密结缔组织组成,包绕颈部肌肉、神经、血管和一些器官,在筋膜之间形成许多潜在间隙。充填于颈部各器官之间的结缔组织统称为深筋膜。颈部深筋膜由浅至深依次分三层:颈深筋膜浅层又称为封套筋膜、颈深筋膜中层又称为内脏筋膜、颈深筋膜深层又称为椎前筋膜。颈深筋膜浅层在斜方肌、胸锁乳突肌处分成两层并分别包绕这两块肌肉,在胸锁乳突肌前缘再融合成一层。在舌骨下方又分为深浅两叶,深叶包绕舌骨下肌群形成舌骨下肌群筋膜鞘,该筋膜鞘在两侧包绕胸锁乳突肌后在其前缘又融成一层,与颈深筋膜浅层相连。颈深筋膜中层即内脏筋膜又分壁、脏两层。脏层筋膜包绕咽、喉、食管、气管、甲状腺和甲状旁腺,形成甲状腺假被膜、甲状腺外侧韧带、悬韧带。壁层筋膜向外包绕形成颈动脉鞘。壁层位于颈深筋膜浅层的深面,与舌骨下肌群各肌的肌纤维鞘相贴(图 1-1)。

1. 颈白线 由两侧颈深筋膜浅层、颈深筋膜中层在中线处愈合构成。颈白线一般宽 2~3mm,血管较少,切开分离后即可达颈部内脏前间隙(气管前间隙),显露出甲状腺。

2. 甲状腺外侧间隙 位于甲状腺侧叶与动脉鞘之间(即内脏筋膜壁、脏两层间),横过此间隙的主要结构是甲状腺中静脉与甲状腺下动脉。

3. 胸锁乳突肌内侧筋膜间隙 颈深筋膜浅层深叶包绕舌骨下肌群形成的筋膜鞘在两侧与包绕胸锁乳突肌的颈深筋膜浅层相连处为胸锁乳突肌内侧筋膜间隙。其深面为与之相贴的内脏筋膜壁层,切开后即可直接显露甲状腺外侧间隙的疏松结缔组织。

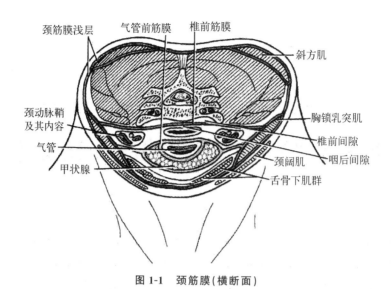

图 1-1　颈筋膜（横断面）

图中标注：颈筋膜浅层　气管前筋膜　椎前筋膜　斜方肌　胸锁乳突肌　椎前间隙　咽后间隙　颈阔肌　舌骨下肌群　甲状腺　气管　颈动脉鞘及其内容

（二）甲状腺包膜的解剖特点

甲状腺由两层纤维性被膜包裹：内层为真被膜亦称固有包膜；外层为假被膜亦称为外科包膜。两层被膜之间为疏松结缔组织，内含有甲状旁腺、甲状腺血管分支、神经和淋巴。喉上神经外支和喉返神经均在假被膜外走行。因此，剥离甲状腺在两层被膜之间进行，在真被膜上结扎切断小血管分支，将结扎血管、疏松结缔组织连同假被膜一并推离甲状腺，就不会误切甲状旁腺或损伤喉返神经。

（三）甲状腺的血液供应及淋巴回流

甲状腺的血液供应非常丰富，主要有来自两侧的甲状腺上动脉和甲状腺下动脉。甲状腺上动脉是颈外动脉的第一支，沿喉侧下行，到达甲状腺上极时，分成前、后分支，分别进入腺体的前、背面。甲状腺下动脉起自锁骨下动脉，呈弓形横过颈总动脉的后方，再分支进入甲状腺的背面。甲状腺上、下动脉之间及咽喉部、气管、食管的动脉分支之间，均具有广泛的吻合，故在手术中将甲状腺上、下动脉全部结扎，也不会发生甲状腺残留部分及甲状旁腺缺血。

甲状腺实质内的静脉丛汇流成上、中、下3支静脉干。

1.**甲状腺上静脉**　自腺体上端发出，经过甲状腺上方和侧面越过肩胛舌骨肌和颈总动脉，注入颈内静脉或甲状腺上静脉与甲状腺上动脉有伴行的部分。

2.**甲状腺中静脉**　位于腺体侧面的中下1/3交界处，跨过颈总动脉的前面注入颈内静脉，无伴行的动脉。在甲状腺手术中分离腺体侧面时应注意避免撕裂此静脉。静脉损伤后，不但出血难于制止，而且有空气进入颈内静脉的危险。

3.**甲状腺下静脉**　起于甲状腺下缘，由峡部发出，经气管前面汇入头臂静脉。在两侧的甲状腺下静脉之间，有丰富的吻合支在气管前面形成静脉丛（图1-2）。

甲状腺的淋巴回流路径是经峡部上缘的淋巴管，汇入环甲膜前的喉前淋巴结，经腺体侧叶上极的淋巴管沿甲状腺上动、静脉汇入颈总动脉分叉处的颈深淋巴结。甲状腺的淋巴管向下汇入气管前淋巴结和沿喉返神经的小淋巴结群。

（四）喉返神经的解剖特点

喉返神经来源于迷走神经，右喉返神经在迷走神经干经右锁骨下动脉前方发出后，由下方返绕上行，返回颈部；左侧喉返神经发出点稍低，在左迷走神经干跨过主动脉弓前

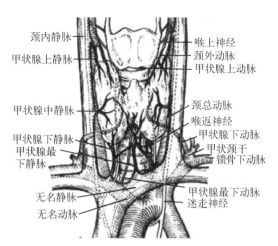

图 1-2　甲状腺的血液供应

方时发出,继而返绕主动脉弓下后方上行,返回颈部(图 1-3),但其走行变异较大,主要表现为以下 4 个方面。

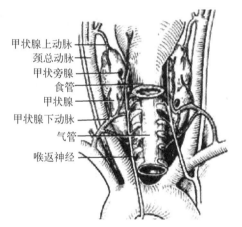

图 1-3　喉返神经的解剖

第一,从迷走神经干分出的部位就有不少变异,有的喉返神经分出部位很高,且不返绕主动脉弓或锁骨下动脉上行,而由颈段迷走神经直接分出进喉,称喉不返神经,这种变异多发生在右侧,如对此认识不足,很容易造成损伤。喉不返神经的发生率非常低,右侧发生率 0.32%~0.63%,左侧发生率<0.07%。文献报道的喉不返神经患者有 100 例左右,其中只有 6 例发生在左侧,绝大多数发生在右侧,主要与喉返神经的胚胎发生有关。喉不返神经

的发生与胚胎期第 6 对弓动脉发育密切相关。胚胎期心脏下降时,双侧喉返神经绕第 6 对弓动脉下方上行入喉。在左侧,喉不返神经只有在胚胎期动脉导管消失或右位主动脉弓时发生,而动脉导管消失的患儿是不可能存活的,所以左侧喉不返神经的报道较少,且均伴有内脏的转位。在右侧,神经可以直接发自迷走神经干颈段,不伴锁骨下动脉的返行过程入喉,即形成喉不返神经。

第二,喉返神经与甲状腺下动脉的关系复杂多变,大致可分为以下几种类型:

(1)神经位于动脉浅面。

(2)神经位于动脉深面。

(3)神经位于动脉分叉之间。

(4)神经与动脉干不交叉而平行走行。

当喉返神经为后两种类型时,术中甲状腺被牵拉时,神经也跟着移动,若在甲状腺假包膜进行分离,很容易造成喉返神经的损伤,这是术中损伤喉返神经的主要原因之一。

第三,喉返神经入喉处即甲状软骨下角下方 8~12mm 处,位置相对恒定,但该处位置较深,且入喉前有 30% 分为前后两支,后支较细,组成 Galen 吻合,前支较粗大,为运动神经,支配内收及外展肌,如果辨认有误,易造成喉返神经的损伤。

第四,喉返神经在甲状腺后面的行径也不固定,有的不是紧贴气管食管沟上行,而紧贴甲状腺背面包膜上行。

(五)甲状旁腺的解剖特点

甲状旁腺大小如黄豆,其位置、大小均有变化,数目一般 2~8 个,通常是上、下各一对。大多数甲状旁腺位于甲状腺腺叶后缘处,在甲状腺假被膜与固有包膜之间,也有少部分甲状旁腺嵌入甲状腺腺叶后缘不规则的浅沟中。甲状旁腺 90%~95% 的血供来源于甲状腺下动脉。据国内外学者报道,甲状腺术后低钙血症的发生率为 0.6%~5.4%,主要原因为甲状旁腺血供障碍、损伤或者误切。

二、手术的适应证、禁忌证

(一)手术的适应证

(1)甲状腺功能亢进,经药物治疗无效。

(2)单纯性甲状腺肿或者结节性甲状腺肿,肿块较大,压迫气管、食管等产生压迫症状。

(3)甲状腺腺瘤,多发或者巨大甲状腺腺瘤,甲状腺巨大囊肿。

(二)手术的禁忌证

(1)年龄小,病情轻,甲状腺肿大不明显。

(2)年龄大,合并有严重心、肝、肾等疾病而难以耐受麻醉和手术。

三、术前准备、麻醉方法与体位

(一)术前准备

1. 术前的体位练习　入院后告知患者练习头低肩高体位,可用软枕练习,使机体适应手术体位改变,预防术后出现头痛。

2. 术前做好宣教　包括麻醉方式,手术前后的注意事项,取得患者的配合。

3. 合并其他疾病　对有糖尿病、高血压的患者应尽量控制血糖、血压在正常范围内;对于合并咳嗽的,术前应给予止咳化痰;对于甲状腺功能亢进者,必须在内科抗甲状腺药物治疗,待基础代谢率降至正常或接近正常(+20%以下),脉率在90次/分以下后,停服抗甲状腺药物,改服复方碘溶液两周左右,使甲状腺明显缩小、变硬,便于手术操作和减少术中出血。具体方法为口服复方碘溶液(卢戈液),每日3次,第1日每次5滴,以后每日递增1滴,直至增到每次15滴,维持3～5日后手术。近年来,有人提出用心得安与复方碘溶液作术前准备,心得安服用剂量视病情轻重而不同,每6h 1次,每次10～40mg,这样可缩短术前准备时间。

4. 必要的术前检查　如心功能和肝、肾功能检查,基础代谢率测定,喉镜检查,X线、CT检查气管位置及血钙、磷测定等。

(二)麻醉方法

甲状腺手术在临床上常见,其主要的并发症是喉返神经、喉上神经损伤,为有效避免神经损伤,国外在施行甲状腺手术时多采用术中神经实时监控。在国内基层医院没有术中神经监护设备,多数术者要求患者在清醒状态下发声以便明确有无神经损伤,因此,颈丛麻醉是甲状腺手术较为常见的麻醉方法。颈丛麻醉下甲状腺切除手术与全身麻醉下手术相比,具有操作简单、费用少、恢复快、无插管损伤及住院时间减少等优点。但由于其阻滞不全,应激反应及手术牵拉常影响手术操作及患者的安全,为了满足手术和患者要求,临床上关于颈丛麻醉辅助用药的研究很多。

右美托咪定是临床上颈丛麻醉最常用的辅助用药,它是新一代的高选择性的α_2肾上腺素受体激动药,具有镇静、镇痛、抑制交感活性、无明显呼吸抑制等药理特点,可以稳定围手术期血流动力学。镇静作用可以产生并保持自然非动眼睡眠状态,具有独特的"清醒镇静"特点,即在无刺激的情况下处于睡眠状态,易受语言唤醒,在手术中能与术者进行交流,刺激消失后又能很快进入睡眠状态。在甲状腺切除手术中,这种易唤醒的镇静术,能有效地减少神经损伤。

术前禁食8h,禁饮4h,入手术室后开放静脉补液,鼻导管给氧,监护仪监测心电图(ECG)、平均动脉压(MAP)、HR、脉搏、血氧饱和度(SpO$_2$)等。以患者安静后的数值为基础值,采用C_4横突"一针法"行双侧颈浅丛阻滞麻醉加单侧颈深丛阻滞麻醉。颈深丛阻滞麻醉于胸锁乳突肌后缘的中点,相当于颈部第4颈椎(C_4)横突的位置进针,触及C_4横突后退少许,回抽无血液后,注射局部麻醉药7～8ml;浅颈丛阻滞麻醉于颈阔筋膜下注射局部麻醉药8～9ml,局部麻醉药为0.8%盐酸利多卡因加0.25%盐酸罗哌卡因混合溶液,阻滞平面维持于C_1～C_4之间。然后用微量泵输注盐酸右美托咪定1μg/kg,维持剂量0.8μg/(kg·h),

维持剂量至准备缝合皮肤。

近年来,随着甲状腺外科技术的不断发展,全身麻醉在甲状腺手术上的应用越来越广,颈丛麻醉及局部麻醉等麻醉方式最终将会退出甲状腺手术舞台。全身麻醉有着颈丛和局部麻醉等麻醉方式无法比拟的优势:在这种麻醉状态下,即使手术时间再长,患者也毫无痛苦及任何不适,术者不用担心患者术中的配合问题。况且随着喉返神经解剖技巧的不断提高和术中神经监护设备的使用,术中对患者的试声已无任何必要。

(三)体位

传统甲状腺手术体位为仰卧位,肩下垫一长方形枕头,使患者头后仰、颈过伸,颈部与胸部近于一个平面,以利于充分显露术野。这一体位使患者颈部悬空,颈椎周围组织疲劳,颈脊神经根受压,随手术时间的延长,相继出现各种不适,容易导致颈椎损伤。

"舒适体位"是一种改良的甲状腺手术体位,具体改进包括:①将长方形的肩枕改为有一定坡度的梯形体,增加肩背部的支撑面积;②颈部悬空是造成患者不适的主要因素,在颈部增加一个颈托作为支撑点,可有效缓解颈椎组织疲劳;③梯形头托,中间呈圆形凹陷,有支撑、固定头部的作用;④采用柔韧相结合的材料,制成不同的型号,根据患者的体形(肥瘦、颈部长短)选择合适的体位枕。此方法可减少甲状腺手术中出现的各种不适,减轻颈部肌肉疲劳,且无其他不良反应,值得推广。

四、手术步骤

(一)甲状腺腺瘤摘除术

1. 切口　于胸骨切迹上方 1～2cm 处顺皮纹做领状切口,也可取胸骨切迹下方 2cm 横切口,切口长度根据甲状腺肿瘤的大小而定,长 4～6cm,切开皮肤及皮下组织。

2. 游离颈阔肌皮瓣　经颈白线入路或胸锁乳突肌内侧筋膜间隙入路,均不切断舌骨下肌群,经颈白线入路时,颈阔肌皮瓣的游

离较常规术式范围大一些,向上应游离至甲状软骨下,向下至胸骨切迹,两侧要超过胸锁乳突肌前缘。

3. 颈白线入路　游离颈阔肌皮瓣后,切开颈白线,不结扎颈前静脉,若颈前静脉跨越颈白线时应缝扎。如切口下方过低易伤及胸骨上间隙中走行的颈静脉弓时,亦应先结扎切断。纵切颈白线上达甲状软骨下,下至颈静脉切迹,暴露患侧舌骨下肌群内侧缘,在此肌群与甲状腺假被膜间分离其疏松组织,显露甲状腺外侧缘,置入甲状腺拉钩沿水平方向将颈前肌群向外侧过度牵拉,并适当使颈部向术侧侧屈,即可获得满意的术野显露。对侧甲状腺显露方法与此相同。

4. 胸锁乳突肌内侧筋膜间隙入路　游离颈阔肌皮瓣后,于胸锁乳突肌前缘与舌骨下肌群之间纵行切开颈深筋膜浅层与内脏筋膜(甲状腺假被膜),上至甲状软骨平面,下至胸骨端肌肉止点。钝性分离进入甲状腺外侧间隙,将胸骨舌骨肌、胸骨甲状肌牵向内侧,将胸锁乳突肌牵向外侧扩大术野,充分显露患侧甲状腺。用血管钳钳夹甲状腺上下极,分别向前外、前内、前下侧牵引即可充分显露手术操作区域。

5. 切除甲状腺腺瘤　首先探查甲状腺,明确腺瘤所在位置,若甲状腺腺瘤位置表浅,则在甲状腺表面沿腺瘤包膜直接摘除肿瘤,残腔缝合止血,重建甲状腺包膜。缝合时注意多带一些包膜,打结时缓慢匀速用力,以免撕破甲状腺包膜引起出血。若甲状腺腺瘤位于腺体背面,位置深,则要先游离甲状腺,可以先离断并缝扎峡部,然后分离甲状腺下极,紧靠腺体分离甲状腺下动脉,仅结扎切断进入腺体的分支,显露甲状腺背侧,注意保护背内侧及背外侧的甲状旁腺,不常规显露喉返神经,紧贴腺体切断甲状腺中静脉,充分松解游离甲状腺后,在预定的腺体切面(距肿物 0.3～0.5cm 处)上止血钳,完整切除肿瘤及部分甲状腺组织,结扎止血。

6. 仔细冲洗、止血后　选择多孔细硅胶管引流,硅胶管从切口下方另行戳孔引出,颈阔肌以 4-0 号可吸收线间断缝合,皮肤用 5-0 可吸收线行皮内连续缝合,术毕。

(二)甲状腺次全切除术

甲状腺次全切除术中甲状腺的显露同甲状腺腺瘤摘除术,其重要的步骤是甲状腺上、下极血管和峡部的处理,特别是注意喉上、喉返神经的保护及甲状旁腺的原位保留。

1. 锥状叶、悬韧带及峡部甲状腺的处理　显露甲状腺上、下极后,首先处理甲状腺锥状叶及悬韧带,这点至关重要。靠上横断锥状叶,钳夹切断甲状腺上动脉至峡部的左右两条分支,再沿气管表面往下锐性剥离锥状叶。如此,①可以充分显露甲状腺上内侧的悬韧带,容易贴近甲状腺钳夹切断悬韧带,不致损伤气管上极环甲肌,这是减少损伤喉上神经的关键。同时,先切断甲状腺悬韧带后,缝吊牵拉甲状腺腺体时阻力减少。②使甲状腺峡部“变短”,处理峡部变得容易。处理峡部时先于下方扪清气管位置,用钳分离直到看见白色的气管前筋膜,确定后用弯钳从气管表面逐步向上挑起峡部甲状腺,使之与气管分开,直接剪断峡部甲状腺,遇血管出血时上钳暂时止血。如行单侧腺体手术时,则将对侧峡部腺体边缘间断缝合止血。如此,既可减轻传统双钳钳夹再切断峡部对气管的挤压,避免气管痉挛,且可预防结扎线脱落导致出血,简单安全。之后再用甲状腺剪锐性分离峡部腺体至气管两侧。

2. 甲状腺上动脉的处理及喉上神经的保护　喉上神经在舌骨大角处分为内外两支。内支与喉上动脉并行,穿甲状舌骨膜入喉,司声门以上喉黏膜的感觉。术中切断悬韧带时注意紧贴甲状腺,保持喉结肌的完整。若分离中破损则有可能损伤喉上神经内支。喉上神经外支细小,伴甲状腺上动脉后内方下行,支配环甲肌。在解剖甲状腺上动脉时,先缝吊甲状腺腺体往下牵拉,用无齿镊子夹纱布沿甲状腺向上推,清理血管周围结缔组织,做到“不见血管不上钳”。切不可随意钳夹血管周围组织,尤其是甲状腺上动脉内侧组织。当甲状腺上极位置很高时,需用牵引线将上极向下牵引以有利于解剖分离甲状腺上极。钝性分离甲状腺被膜与喉头之间的疏松组织和悬韧带,解剖时尽量贴近甲状腺以免损伤喉上神经。在假被膜处做双重结扎切断甲状腺上动脉,近心端再贯穿结扎一次,防止脱落出血。当上极位置较高时,甲状腺上动脉主干显露有困难时,可贴近甲状腺真被膜,逐一切断各个分支,分支的变异较多,应仔细处理。如此,既可减少损伤喉上神经外支,又可以避免甲状腺上动脉结扎线松脱或撕裂甲状腺上动脉致大出血。

3. 甲状腺下极血管的处理及喉返神经的保护　喉返神经在颈部两侧的行径略有不同。左侧喉返神经行进中距正中平面较近,行程也长,较右侧喉返神经深,几乎 100% 走行于气管食管沟内。右侧喉返神经离正中平面较远,位置较浅,仅有 64% 走行于气管食管沟内。左侧甲状腺手术不易损伤喉返神经。同时施行双侧甲状腺手术时,常规先行左侧甲状腺手术,待处理完左侧甲状腺后,“留出空间”再处理右侧甲状腺,从容不迫,减少误伤喉返神经。处理甲状腺上极后,用手将已游离的甲状腺上极轻轻顶起,拉向内上方,一般即可显露甲状腺下动、静脉。有时可见到喉返神经。甲状腺下动脉一般位于甲状腺中部偏下后方并与喉返神经交叉上行。处理下极血管的关键问题是避免损伤喉返神经,不结扎下动脉主干,沿甲状腺包膜处理甲状腺下动脉进入腺体的分支,推开被膜直到气管旁,从而有效预防了喉返神经损伤,即所谓“囊内结扎法”。

4. 甲状腺背面的处理及喉返神经、甲状旁腺的保护　由后缘向背侧分离外囊(甲状腺固有包膜)继续向背侧深入,有时可发现甲状腺上有一增大的甲状腺结节(Zuckerkandl 结节(图 1-4),大小不一,其深面裂隙内可能有喉返神经通过,必须跨越它,将甲状腺假被膜一直推到气管食管沟处,才能使甲状腺与喉返神经及后悬韧带完全脱开,甲状旁腺及其血管蒂与喉返神经都能完好地保留,深入背面的分离过程中,要进入喉返神经与后悬韧带及甲状腺三者复杂的解剖区域,喉返神经多半在韧带的浅面通过或穿通韧带,尚有一小部分确实通过甲状腺实质或通过一小段再入喉。在甲状腺全切时要辨认三者的关系,同时也要留心在悬韧带的深面或其下缘有一甲状腺下动脉恒定的分支,即喉下动脉通过,还有静脉丛存在。防止甲状旁腺误切及其血供遭到破环的关键就是:术者必须通晓甲状旁腺的形态特征和解剖学的正常及变异位置,具有肉眼识别甲状旁腺的能力及遵循正确的手术入路。在充分地认识到上、下旁腺的血供主要来自甲状腺下动脉,故严格按照甲状腺固有包膜外分离甲状腺,紧贴固有被膜处理甲状腺下动脉的小血管,避免结扎甲状腺下动脉主干,已是大多数外科医生的共识。遇到甲状旁腺隐匿于甲状腺的裂隙中者,则应将甲状腺被膜及周围的甲状腺组织连同其主要血管蒂一并剥下,以保持其血供。而传统甲状腺手术处理下极血管时远离甲状腺,结扎下动脉主干,造成甲状旁腺血供差,容易造成术后手足搐搦。

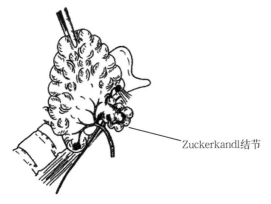

图 1-4　Zuckerkandl 结节

5. 楔形切除甲状腺　在做好喉返、喉上

神经和甲状旁腺保护,充分游离甲状腺上下极及左右侧以后,用 6～8 把蚊式直钳在预定切除线钳夹甲状腺固有包膜,把喉返神经置于切除范围以外。先沿钳尖切开甲状腺固有包膜及少许腺体组织,再以甲状腺剪沿切线楔形切除。切除腺体的多少,按病人甲状腺疾病具体情况而定。如为甲状腺功能亢进病人,应切除腺体的 90% 左右。一般每侧残留腺体组织约一拇指末节大小的薄片遮盖甲状旁腺及喉返神经,既足以维持其生理功能,又不致复发。对于结节性甲状腺肿的病人,则应适当多保留一些(约相当于甲状腺功能亢进病人保留的 2 倍)。腺体后面被膜亦应尽量多保留,以防止损伤甲状旁腺和喉返神经。用手指衬托甲状腺表面,遇到明显血管出血时才上钳止血,力求一次剪切成功。用丝线将残留的甲状腺边缘缝拢止血,缝拢止血时切忌进针太深,以免误扎喉返神经。

6. 引流、缝合切口　将双侧甲状腺残面彻底缝合止血后,抽出病人肩下垫物,以利病人颈部放松,再查有无出血点,见整个创面无出血,置管引流,切口逐层缝合同甲状腺腺瘤摘除术。

手术除遵循标准的甲状腺次全切除术手术步骤外,还特别注意囊内操作技术和综合无血术野技术。囊内操作技术:囊内切除法是遵循甲状腺外科被膜和固有被膜之间的间隙进行操作的方法。在甲状腺大部分切除术中更为安全,尤其是不必常规显露喉返神经,损伤的机会不多,但如行甲状腺全切除术,则应常规显露喉返神经全长。为避免损伤喉返神经,在开展甲状腺手术囊内操作技术时应注意以下几点:①保持甲状腺外科包膜的完整,以防误入其他间隙或解剖层面。②在切除甲状腺腺体之前,在预切平面内钳夹或缝扎后再行切断,以免出血时因再次处理而误伤喉返神经。③不要过度牵拉腺体或将腺体推向对侧,避免伸及腺体背面的内侧,即气管食管旁沟,此处是喉返神经行径,应严加保护。④如术中怀疑有问题时,应充分显露喉返神经全长,但不要剥离太多。⑤缝合残留腺体时,不宜将外侧包膜缝至气管筋膜上;缝合切面边缘时,不要太深入甲状腺腺体背面;在整个手术过程中,不宜大块结扎或钳夹。⑥使用黑色慕丝线进行手术,以备损伤后能够辨认缝线线结。综合无血术野技术:即指术中在保证病人安全、便利手术操作、降低并发症等前提下所采取的综合性止血或减少出血的措施,包括合理化、标准化、微创化的手术操作技术,精良外科器械的使用,损伤控制(damage control)措施的施行,各类理化止血技术和设备的应用,各类全身或局部使用的止血药,介入性止血措施和控制性降压等。在甲状腺手术中的应用包括以下两方面:①手术中的无血术野操作:以干纱布块敷压切口边缘,既可作为压迫止血措施,又可作为隔离物保护切口边缘。皮下出血点采用双极电凝止血,不仅止血效果确切,而且热传导创伤小,特别适用于薄而脆弱的组织止血。采用双极电凝止血亦可有效闭合直径<4mm 的小血管出血,对看到或可预知的血管给予预处理,可显著减少切断后再结扎时的出血。②甲状腺断面处理:切除甲状腺后,妥善包埋缝合断面内外侧的内层被膜边缘,必要时在气管前筋膜上缝合数针以防渗血。在局部麻醉下,让病人用力咳嗽或屏气,容易发现手术术野是否还有出血点,从而立即进行止血。也可应用生物胶进行创面渗血的治疗和预防措施。

近年来,随着 FOCUS 超声刀在甲状腺手术中的广泛使用,使得甲状腺腺瘤摘除术和甲状腺次全切除术的手术难度大大降低,超声刀切除甲状腺腺体组织止血效果好,基本无须打结,可以随心所欲地切除预定切除的甲状腺肿瘤及其周围部分腺体,而不必担心创面的渗血,术野清晰,降低了盲目钳夹止血带来的一些并发症,并大大缩短了手术时间,而且超声刀热损伤较小,无电流通过人体,无电流传导性组织损伤;而双极电凝可处理非常细小的血管,特别适用于保护甲状旁腺的血供。

五、术后处理

(1)每位患者手术后床头都应常规放置气管切开包、无菌手套、拆线包、吸引器及急救物品,做好抢救准备,尽可能挽救患者生命。

(2)患者术后回到病房后,应立即为患者行心电监护,术后 6h 内绝对卧床,待麻醉清醒和血压平稳后由平卧位改为半卧位,避免颈部切口出现水肿,方便患者呼吸及吞咽,并可使引流管处于颈部切口的最低位,保持引流管通畅,并可防止气管受压带来呼吸困难。

(3)限制患者的颈部活动,头部两侧沙袋固定,避免咳嗽、呕吐,消除出血诱因。

(4)术后 48h 内应密切观察体温、呼吸、脉搏、血压等生命体征,并密切观察引流液的颜色、性质和量,如患者出现呼吸困难、口唇发绀、烦躁及颈部有紧压感或伤口渗液,说明有活动性出血可能。

(5)对于出现喉返神经损伤的患者,除术中应用糖皮质激素封闭之外,术后应该继续应用糖皮质激素,同时应用神经营养药物,如维生素 B_1、维生素 B_{12} 和神经生长因子等药物。

(6)行双侧甲状腺手术时,有部分患者术后会出现手足搐搦,可采取如下措施:术后常规静滴 10% 葡萄糖酸钙注射液 3~5 天,待甲状旁腺血供代偿恢复后即不易出现手足搐搦。

(7)甲状腺功能亢进病人,术后继续服用复方碘液,每日 3 次,第 1 日每次 15 滴,以后逐日递减 1 滴,直至每次 5 滴为止。

六、意外情况处理

(一)甲状腺术后窒息

甲状腺术后窒息并不多见,但如果处理欠妥当,术后窒息一旦发生就是灾难性的。患者有可能瞬间丧命,必要时需紧急气管切开或气管插管吸氧,迅速改善呼吸状况,抢救生命。这一过程要在窒息出现后 5～8min 内完成,以防脑细胞缺氧,否则虽然保存了生命,但大脑终因缺氧不可逆损害而成为植物人。甲状腺术后窒息伴有进行性加重的呼吸困难、典型的三凹征、血氧饱和度下降,诊断并不困难,多发生于术后 48h 以内。

1. 术后出血、血肿压迫　甲状腺术后出血导致窒息死亡的发生率约 0.01%,占甲状腺手术比例的 0.6%。甲状腺术后出血导致窒息死亡的风险,取决于诊治的速度,早期发现是避免颈部血肿造成严重后果的关键。发现伤口内出血引起的窒息或窒息先兆症状要立即处理,果断拆除缝线,清除血肿,解除对气管的压迫。止血时更需要加关注重要解剖结构,避免慌张、盲目的钳夹止血或吸引,对喉返神经及甲状旁腺造成损伤。预防甲状腺手术后出血,强调术中严密止血,特别是腺体切面、肌肉断端、喉及气管周围等部位的活动性出血,结扎务必牢靠,必要时双重结扎,企图直接缝合或止血纱布等压迫止血是不可靠和危险的。关闭切口前认真检查,冲洗创面,清除积血或不确切的血栓,确认没有活动性出血等。缝合伤口时,缝线不要过密,放置充分的负压引流。引流出大量鲜红血液提示出血可能,但当引流量非常少时,要排除引流管脱落或移位,以免造成误判。围术期防止颈部过度活动,如避免剧烈咳嗽、恶心呕吐、血压过高等。避免女性月经期和停用抗凝、抗血小板药物未满 1 周的手术亦是减少术后出血的重要方面。

2. 喉头水肿、气管痉挛及呼吸道分泌物阻塞　当吸痰、清理呼吸道后,患者仍焦虑不安,呼吸困难并排除出血等并发症时应考虑喉头水肿。喉头水肿多合并呼吸道分泌物增多,加重气道阻塞。应立即半坐位,加大氧气通量,吸痰保持呼吸道通畅,静脉注射地塞米松,并密切监测血气分析和血氧饱和度等变化。经处理呼吸困难不能改善或进行性加重

时,应立即果断行气管切开。气管痉挛发病突然,病死率较高,多在喉头水肿、呼吸道分泌物多和严重缺氧时发生。患者表现为突然躁动不安,呼吸极度困难,窒息感,面部发绀,明显喉鸣音及三凹征,处理不及时迅速导致昏迷。气管痉挛时患者声门紧闭,气管插管难以成功,切不可惊慌失措,应立即面罩给氧,紧急气管切开,吸净呼吸道分泌物。同时给予强力气管扩张喷雾剂及地塞米松 10mg 静推,降低应激反应,缓解气管痉挛。预防措施包括术前全面询问病史;有效控制呼吸系统疾病;了解患者药物服用情况,是否存在心得安禁忌证等。术中避免反复气管插管,外科操作精细轻柔,避免损伤气管和环甲肌,避免对气管的挤压、牵拉和反复刺激。拔出气管插管前尽量吸尽口腔和气管内的分泌物,若分泌物多,需经常用导管吸痰,并辅助药物稀释痰液。另外,需特别注意术前甲状腺功能低下的患者,术后可能发生颈前各层次软组织剧烈水肿,导致呼吸困难,应在甲状腺功能减退症状控制后再手术。

3. 气管软化、塌陷　预防气管塌陷发生的关键在于术前、术中及时发现气管软化的存在和妥善处理。凡巨大甲状腺肿与气管紧密相连而又较固定者;胸骨后甲状腺肿严重压迫气管者;实质性肿块或有钙化而质地较硬者;气管受压且有移位者;或有明显压迫症状,如呼吸困难、不能平卧,甚至声嘶者;或在切除甲状腺后,见气管软骨环变软、变薄、变扁、弹性差,以及气管壁随呼吸出现扇动等都要考虑有气管软化的可能。气管软化术前诊断的主要依据为与体位变动有关的吸气性呼吸困难和米瓦试验阳性。随着颈部 CT 及气管成像技术的发展,逐渐替代颈部 X 线检查,成为术前了解气管有无受压、移位和狭窄程度的重要手段。术中可先做 1～2 个方向的悬吊,而不做气管切开术;但对采用了 1～2 个方向的悬吊,仍不能避免气管塌陷时,则需行气管切开术。气管悬吊的方式应根据气

管软化的部位、范围和周围组织的情况而定。若采用皮肤外气管悬吊，悬吊线不要在伤口内打结，以便拆线时能将吊线抽出，拆除皮肤外悬吊缝线前，应先将缝线松解，观察患者有无呼吸困难，有无必要延期拆除。术后对于疑有气管塌陷者，应施行紧急气管切开术，且置管时间应较长，待气管与周围组织粘连后才考虑拔管。

4. 双侧喉返神经损伤 双侧喉返神经损伤导致双侧声带麻痹、声门裂<3~5mm，引起通气障碍，应立即行气管插管或气管切开。神经探查术最好在首次手术后3个月，而以首次术后1个月内效果最好，探查的时间愈迟，效果愈差。如迟于6~8个月后，不仅显露神经困难，且神经终板变性，再神经化虽有可能，但不能满意恢复功能，同时还有发生杓状软骨变形和喉肌纤维化的可能，也会影响声带功能，此时应考虑行声带固定手术为主。对于手术2~3天后才出现的声嘶，多考虑为术后水肿或血肿压迫所致，不必急于手术探查。双侧喉返神经损伤的修复不宜都选择端端吻合，否则会导致双侧声带处于内收状态，反而加重气道的梗阻。而选择支配声带外展肌的神经，如膈神经移植术，可使声带恢复吸气性外展。双侧声带麻痹可通过切除一侧或双侧声带后部，或联合杓状软骨切除术，缓解呼吸困难同时又保留发声功能。预防喉返神经损伤重要的是术中常规解剖显露，术中神经监测，当发现一侧喉返神经损伤时，可选择二期进行对侧手术。术后严密观察，应用静脉联合雾化激素治疗双侧喉返神经暂时性损伤。

5. 气管内出血 双叶甲状腺次全切除术后出现呼吸道梗阻致窒息，多见于手术野出血压迫气管、气管软化塌陷，喉头水肿喉痉挛或双侧喉返神经损伤，而气管内出血少见。若术前全麻插管不顺利，反复多次插管可损伤气管或会厌部黏膜，术中气囊充气暂时压迫未致出血，当手术后拔出气管导管后，再发生出血，此时病人咳嗽反射弱，血液流入呼吸道而造成窒息。为此，遇到特殊情况，经多次插管者，在无重症监测的条件下，术后拔出气管导管后，需等病人完全清醒后才可送回病房，同时也应警惕此类严重的麻醉并发症发生，果断采取措施，以免贻误抢救良机。

（二）低钙血症、手足抽搐

甲状腺切除术后的低钙血症一般是指术后早期连续2次以上测定总血钙浓度均≤2.0mmol/L（或≤8mg/dl）；患者可有或无临床表现（有症状或无症状型低钙血症），低钙血症可为暂时性的或永久性的。永久性低钙血症是指患者低钙血症持续1年以上，且需给以补充钙剂（或维生素D）才能维持正常血钙水平者。甲状腺术后发生低钙血症的机制十分复杂，认为其发生可能受多种因素影响，主要因素有甲状旁腺损伤（甲状旁腺被切除或血循环发生障碍）、钙代谢障碍、降钙素释放、镁代谢障碍等。血清钙降低至一定程度时便可发生手足抽搐症，严重者可出现全身抽搐、呼吸困难等。多在术后1~3天出现，多数病人症状轻而短暂，只有面部、唇或手足部的针刺感、麻木感或强直感，严重者可出现面肌和手足持续性痉挛，每天发作多次，每次持续10~20min或更长。症状轻者可口服钙剂，症状严重者可立即静脉注射10%葡萄糖酸钙或3%氯化钙10~20ml，但仅能起暂时性作用，最有效的治疗是口服二氢速变固醇油剂，有提高血中钙含量的特殊作用，从而降低神经肌肉的应激性。

（三）甲状腺危象

甲状腺危象（thyroid storm or thyroid crisis）是甲亢手术后可危及生命的一种严重并发症，表现为高热、脉快而弱（每分钟在120次以上）、虚脱、心力衰竭、肺水肿及水、电解质紊乱等，临床上罕见，但其一旦发生，病死率可高达20%~50%。一般认为只出现在甲状腺功能亢进患者，多数为原发性甲亢，少数为继发性甲亢。甲亢术后发生危象的最主要原因是术前准备不足,患者的甲亢症状未能良好控制时施行手术所引起。其他引起甲状腺危象的诱因还包括:感染,如呼吸道、胃肠道和泌尿系感染;应激情况,如过度劳累、精神受严重打击、高温、饥饿、低血糖等。治疗包括以下几种综合措施:①碘剂:口服复方碘溶液 3～5ml,紧急时用 1% 碘化钠 5～10ml,加入 10% 葡萄糖溶液 500ml 中静脉滴注;②镇静药:肌内注射冬眠Ⅱ号半量,每 6～8h 1 次,利血平 1～2mg,或心得安 5mg,加入葡萄糖溶液 100ml 静脉滴注;③氢化可的松:每日 200～400mg,静脉滴注;④降温:应用退热药、冬眠药物、物理降温等使体温保持在 37℃左右;⑤静脉输入大量葡萄糖溶液;⑥吸氧以减轻组织的缺氧。

(四)喉不返神经损伤

临床非常罕见,发现较为困难,即使是具有丰富临床经验的高年资医师也有可能损伤喉不返神经,大大增加了外科医生的手术风险及神经损伤的概率。首先,外科医生在做甲状腺手术时要考虑到喉不返神经存在的可能,提高警惕。其次,手术中在尽可能的条件下争取显露喉返神经,并显露喉返神经的全程,在显露喉返神经的过程中,应该重点考虑甲状旁腺及其血供,先在甲状腺下极寻找,如果找不到则在喉返神经入喉处寻找。再者,正常位置没有找到喉返神经或喉返神经比较细小,应该考虑是否存在喉不返神经的可能。因此,在手术中我们应该注意以下几点:①建立合理的解剖层次和习惯,喉返神经起自于迷走神经,自颈动脉鞘内侧发出,所以游离甲状腺的范围不应超过颈总动脉的内侧。应先按照一般规律进行喉返神经的寻找,不要盲目地切断任何横行的索条状物,而要首先向内侧仔细游离,直到确定是否入喉。如果向内侧游离困难,则应沿此条索向外侧游离,显露颈动脉鞘,并解剖迷走神经颈段的全程,观察是否发出通向甲状腺的喉不返神经。②游离甲状腺上血管时首先应剥离显露甲状腺上

血管,并尽量精准地集束结扎,切忌大块离断结扎;其次在结扎的时候,尽量紧贴甲状腺上极,这样可以最大限度避免误伤同甲状腺上动脉伴行的喉不返神经。③在甲状腺上极外侧游离的时候尽量采用钝性分离的方法,因为一般当甲状腺上血管结扎后,甲状腺上极周围应该仅有疏松的结缔组织包裹甲状腺,钝性分离的过程中一旦发现异常的条索状结构,基本上可以断定为Ⅰ型喉不返神经。④喉返神经的走行可能发生变化,但喉返神经的入喉点不会发生变化,如正常解剖不能发现喉返神经,则需自喉返神经入喉点逆向寻找。⑤在游离两侧喉返神经的时候,由于喉不返神经可能同甲状腺下动脉伴行或者钩绕甲状腺下动脉,甲状腺下动脉经常自甲状腺中份偏下浅出,所以在寻找到喉返神经前尽量保留甲状腺中份偏下外侧区域的条索状结构,直到确定喉返神经的走行并入喉后,方能进行结扎。如果术中应用钳夹推进法出现了声音嘶哑,应该迅速停止当前的操作,如果声音恢复则需避开此处仔细操作,寻找神经;如果声音不能恢复,则需仔细寻找神经的断端,并充分游离神经,行Ⅰ期神经修复,并给予神经营养药物促进神经功能恢复。

(五)甲状腺功能减退

少数患者在术后出现甲状腺功能减退,发生甲状腺功能减退的原因有两种:①甲状腺切除过多,留下的甲状腺组织不能合成和分泌足够的甲状腺激素。②伴有慢性淋巴细胞性甲状腺炎,即桥本甲状腺炎,这种病例体内有破坏甲状腺组织的抗体存在,因此,即使甲状腺组织切除不过多,也可以引起甲状腺功能减退。甲状腺功能减退发生的时间可早可晚,一般来说,发生较早的,可能是甲状腺切除过多所致;发生较晚的,可能与伴有慢性淋巴细胞性甲状腺炎有关。治疗主要是补充甲状腺激素,常用方法为口服优甲乐,即左甲状腺素钠片,根据甲状腺功能减退程度酌情补充。

（王　辉）

参 考 文 献

程若川,艾杨卿.2009.甲状旁腺显露及功能保护的临床研究.中国普外基础与临床杂志,5(16):351-355.

程若川,艾杨卿.2009.甲状腺手术中甲状旁腺显露及功能保护的临床研究.中国普外基础与临床杂志,5(16):351-355.

崔兆清,胡三元.2009.胸骨上小切口甲状腺切除术与腔镜甲状腺切除术的比较.中国普通外科杂志,18(5):543-544.

傅永清,华晨,周剑,等.2011.甲状腺手术中解剖喉返神经的临床研究.中华普外科手术学杂志(电子版),1(5):87-92.

黄鹤年.1995.耳鼻咽喉头颈外科手术学.上海:上海科技出版社,289-295.

黄家驷.2005.黄家驷外科学.6 版.北京:人民卫生出版社,809-810.

黄天斌,李加伟,关善斌,等.2014.超声刀在 350 例开放甲状腺手术中的应用价值分析.中国医学创新,11(2):38-39.

姜洪池.2012.正确理解和认识甲状腺手术并发症相关法律条文.中国实用外科杂志,32(5):349-350.

刘连新,武林枫,薛东波,等.2006.甲状腺手术中喉不返神经的手术操作技巧.中华外科杂志,44(13):904-906.

苏华,王永来.2007.超声刀和结扎速血管闭合系统的可靠性及组织损伤程度研究.中国内镜杂志,13(5):489-495.

孙圣荣,许志亮.2012.甲状腺癌甲状腺全切除术的适应证.临床外科杂志,20(7):457-458.

王克诚.1998.甲状腺外科学.石家庄:河北科学技术出版社,231-243.

王松,代文杰.2012.甲状腺全切除术中的甲状旁腺保护.中华普通外科杂志,27(8):690-692.

魏涛,朱精强.2011.甲状腺手术理念进展与新型手术器械在甲状腺外科中的应用.中国普外基础与临床杂志,18(2):220-224.

吴高松,马小鹏,刘捷,等.2010.甲状旁腺原位保护技术在甲状腺全切除术中的应用.中华耳鼻喉头颈外科杂志,45(2):120-123.

吴高松,马小鹏,刘岩岩,等.2009.甲状腺全切除术的技术改进(附 252 例报告).华中科技大学学报(医学版),6(38):829-831.

吴海滨,刘延生,赵建国.2011.甲状腺全切术治疗良恶性甲状腺疾病 45 例临床分析.中国现代普通外科进展,14(8):656-657.

吴在德,2000.外科学.5 版.北京:人民卫生出版社,339-340.

余济春.2006.2578 例甲状腺手术中甲状旁腺功能的保留.中华医学会耳鼻咽喉头颈外科肿瘤专题学术会议论文汇编.北京:中华医学会,37-38.

余济春.2007.甲状腺手术技巧.中国耳鼻咽喉头颈外科,14:234-239.

余守章,许学兵,李慧玲.2005.右旋美托咪啶的镇静效应及其对国人颈内动脉血流量的影响.广东医学,26(6):729-732.

张海添,陆云飞,廖清华,等.2005.甲状腺手术中显露喉返神经价值的 Meta 分析.中华普通外科杂志,20(4):204-206.

赵俊,孙善全.2001.甲状腺手术区喉返神经及其分支的应用解剖研究.中华外科杂志,39:317-320.

中华医学会内分泌学分会,中华医学会外科学分会内分泌外科学组,中国抗癌协会头颈肿瘤专业委员会,等.2012.甲状腺结节和分化型甲状腺癌诊治指南.中国肿瘤临床,39(17):1249-1272.

朱永军,杨见明,许海艳,等.2012.94 例甲状腺手术中超声刀的应用.齐齐哈尔医学院学报,33(19):2617-2619.

Cannon CR.1999.The anomaly of nonrecurrent laryngeal nerve:identification and management.Otolaryngol Head Neck Surg,120:769-771.

Cappellani A,Di Vita M,Zanghì A,et al.2008.The recurrent goiter: preventionand management.Ann Ital Chir,79(4):247-253.

Cirocchi R,D'Ajello F,Trastulli S,et al.2010.Meta-analysis ofthyroidectomy with ultrasonic dissector versus conventional clampandtie.World J SurgOncol,8:112.doi: 10.1186/1477-7819-8-112.

Delbridge L,Reeve TS,Khadra M,et al.1992.Total thyroidectomythe technique of capsular dissection. Aust N Z J Surg,62:96-99.

Delbridge L,Reeve TS,Khadra M,et al.1992.Total thyroidectomythetechnique of capsular dissection. Aust N Z J Surg,62:96-99.

Henry JF,Audifret J,Denizot A,et al.1998.The nonrecurrent inferiorlaryngeal nerve:review of 33 cases,including two oil the left side. Surgery,104: 977-984.

Henry JF,Audifret J,Plan M.1985.The nonrecurrent inferiorlaryngealnerve.Apropos of 19 cases including 2 on the left side.J Chir(Paris),122:391-397.

Hermans R,Dewaadel P,Debruyne F,et al.2003.Arterialusoriaidentified on preoperative CT and nonrecurrent inferior laryngealnerve during thyroidectomy: a retrospective study. Head Neck,25: 113-117.

Lo CY.2002.Parathyroid autotransplantation during thyroidectomy.Aist N Z J Surg,72:902-907.

Materazzi G,Berti P,Iacconi P,et al.2000.Nonrecurrent laryngeal nervepredicted before thyroidectomy by preoperative imaging.J Am CollSurg,191:580.

Miccoli P,Materazzi G,Miccoli M,et al.2010.Evaluation of a new ultrasonicdevice in thyroid surgery: comparative randomized study.Am J Surg,14(6): 736-740.

Mirilas P,Skandalakis JE. 2002.Benign anatomical mistakes:the correctanatomical term forth e recurrent laryngeal nerve.Am Surg,68:95-97.

Mra Z,Wax MK. 1999. Nonrecurrent laryngeal nerves: an atomicconsiderations during thyroid and parathyroid surgery. Am J Otolaryngol,20: 91-95.

Nobles ER Jr. 1970. Nonrecurrent laryngeal nerve. Arch Surg,100:741-742.

Proye C,Dumont HG,Depadt G,et al. 1982. The "nonrecurrent" recurrent nerve danger in thyroid surgery.15 cases.Ann Chir,36:454-458.

Proye CA,CarnaiUe BM,Goropoulos A.1991.Nonrecurrent and recurrentinferior laryngeal nerve:a surgical pitfall in cervical exploration.AmJ Surg, 162:495-496.

Ruggeri M,Dibidino R,Marchetti M,et al.2012.The harmonic study: cost-effectiveness evaluation of the use of the ultrasonic scalpel in totalthyroidectomy. Technol Assess Health Care, 28（3）: 259-264.

Shindo ML,Wu J,Park EE.2005.Surgical anatomy of the recurrent laryngeal nerve revisited. Otolaryngo L Head Neck Surg,133(4):514-519.

Terris DJ,Opraseuth J.2008.Minimally invasivereoperative thyroid surgery. Otolaryngol Clin North Am,41(6): 1199-1205.

Toniato A,Pehzzo MR.2001.Preoperative imaging of nonrecurrentlaryngeal nerve.J Am Coil Surg,192: 421-422.

Topcu S,Liman ST,Canturk Z,et al.2008.Necessity for additional incisionswith the cervical collar incision to remove retrosternalgoiters.Surg Today,38 (12):1072-1077.

Vellar ID. 1999. Thomas Peel Dunhill: pioneer thyroid surgeon.Aust N Z J Surg,69:375-387.

Vellar ID.1999.Thomas Peel Dunhill:pioneer thyroid surgeon.AustN Z J Surg,69:375-387.

Wilhelm T,Metzig A.2009.Endoscopic minimallyinvasive thyroidectomy: first clinical experience. SurgEndosc,25.

第2章

腹股沟疝修补术

腹股沟疝是最常见的腹外疝,其最有效的治疗方法为手术治疗。腹股沟疝高位结扎术或修补术属于1级手术,作为住院医师要熟练掌握该手术操作及围手术期患者的管理。该手术操作简单、易于掌握,但不应轻视,应熟练掌握腹股沟区解剖关系、操作规范及患者围术期管理。随着腹腔镜技术的成熟与完善,腹腔镜腹股沟疝修补术已得到相应的发展,又因其损伤小、恢复快的优势,故而,作为初学者也应该熟练腹腔镜技术的基本操作,并进一步熟悉其与常规手术的解剖区别。熟练掌握腹股沟区解剖,是该手术操作的基础;手术过程中精细解剖和规范操作是手术成败的关键;围手术期管理是患者手术及术后康复的保障。

一、疝及腹股沟疝的定义

体内某个脏器或组织离开其正常解剖部位,通过先天的或后天形成的薄弱点、缺损或孔隙进入另一部位,即称为疝。疝在腹部多发。腹部疝分为腹外疝(abdominal external hernia)(图 2-1)和腹内疝(intraperitoneal hernias)。腹外疝是由腹腔内的脏器或组织连同腹膜壁层,经腹壁薄弱点或孔隙,向体表突出所形成,真性腹外疝的疝内容物必须位于腹膜壁层构成的疝囊内,如腹股沟疝、脐疝等。腹内疝是由脏器或组织进入腹腔内的间隙囊内形成,如胃大切(Billroth Ⅱ 式)术后及直肠癌术后,小肠经肠系膜缺损处裂隙疝入形成的腹内疝以及膈疝(diaphragmatic hernia)、食管裂孔疝(hiatal hernias)、网膜孔疝(hernia of epiplonic foramen)等。腹部疝中腹外疝最为多见。腹股沟疝在腹外疝中最常见,如腹股沟斜疝(图 2-2)、腹股沟直疝、股疝等。

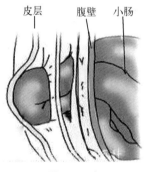

皮层　腹壁　小肠

图 2-1　疝

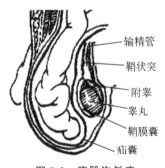

输精管
鞘状突
附睾
睾丸
鞘膜囊
疝囊

图 2-2　腹股沟斜疝

腹股沟疝(inguinal hernia)是腹腔内脏器(如肠管、大网膜)连同腹膜壁层所形成的疝囊囊袋经腹股沟区薄弱点突入腹壁所形成腹外疝,如腹股沟斜疝、腹股沟直疝、股疝及较为罕见的股血管前(或外)侧疝。

二、腹股沟疝的分类

(一)根据解剖部位分类

1. 斜疝　疝囊及疝内容物经内环口进入腹股沟管的疝,在腹股沟疝中发病率最高,男性多于女性,右侧多于左侧。

2. 直疝　疝囊及疝内容物经直疝三角进入腹壁所形成的疝,老年男性多见。

3. 股疝　疝囊及疝内容物经股环进入股管所形成的疝,女性多见,易嵌顿。

4. 复合疝　同时存在以上两种或两种以上的腹股沟区疝,如马蹄疝(同侧同时患有直疝和斜疝)。

5. 股血管前或外侧疝　疝囊位于股血管的前或外侧,临床上较为罕见。

(二)根据疝内容物进入疝囊的情况分类

1. 易复性疝　疝常在腹压增大时出现,如剧烈咳嗽、重体力劳动、便秘、甚至活动或站立时,平卧或手法复位后可还纳入腹腔。

2. 难复性疝　疝不能完全还纳,但疝内容物无器质性改变,如缺血、坏死等。滑动性疝属于难复性疝。

3. 嵌顿性疝　疝内容物在疝环处受压,不能还纳,可伴有腹痛、肠梗阻等症状。

4. 绞窄性疝　由嵌顿性疝进一步发展而来,疝内容物发生血供障碍。不及时处理可导致严重后果,如肠坏死、肠破裂、腹膜炎等,甚至危及生命。

(三)特殊类型的疝

1. Richter 疝　嵌顿的疝内容物仅为部分肠壁,可无消化道梗阻。如图(图 2-3)。

2. Littre 疝　嵌顿的疝内容物为小肠憩室,憩室常为 Meckel 憩室。Littre 疝易发生绞窄,属于 Richter 疝(如图 2-3)。

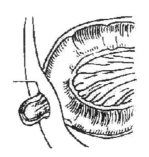

图 2-3　Littre 疝

3. Maydl 疝　一种逆行性嵌顿疝,有两个或两个以上肠襻进入疝囊,其间肠襻位于腹腔,形成"W"形如图 2-4。

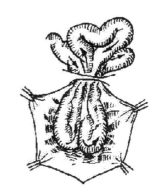

图 2-4　Maydl 疝

4. Amyand 疝　疝内容物为阑尾,因阑尾常并发炎症、化脓或坏死而不能一期行修补术。

三、腹股沟区外科解剖

(一)腹部分区

临床上腹部分区法有四区分法和九区分法。

1. 四区分法简便　临床上较为常用,是以脐作一水平面和矢状面,将腹部分为左上腹、右上腹、左下腹、右下腹 4 个区。左、右侧腹股沟区分别位于左、右下腹。

2. 九区分法　用于临床更为实用。通过两侧肋弓最低点(即第 10 肋最低点)作一平面,再通过两侧髂结节作一平面;由两侧腹股沟韧带中点作矢状面,并与上述水平平面垂直。以上 4 个平面将腹部分为腹上区，左、右季肋区，脐区，左、右腹外侧（腰）区，耻（腹下）区，左、右腹股沟（髂）区。左、右侧腹股沟区即为左、右髂区。

（二）腹肌前外侧群

腹肌可分为前外侧群和后群，腹股沟区腹壁主要由前外侧群构成。前外侧肌群包括 3 块扁肌和 1 块带状肌，即腹外斜肌、腹内斜肌、腹横肌和腹直肌。

1. 腹外斜肌　位于腹外侧浅层。起自于 5～12 肋骨外面，肌纤维斜向内下，后部肌束向下止于髂嵴前部，其余向内移行于腱膜，经腹直肌前面至于白线，参与腹直肌前鞘的构成。腹外斜肌腱膜下缘增厚，连于髂前上棘与耻骨结节之间，构成腹股沟韧带。腹股沟韧带内侧端一小束腱纤维向下向后返折，构成腔隙韧带（即陷窝韧带），腔隙韧带延伸至耻骨梳，构成耻骨梳韧带（即 Cooper 韧带）。在腹股沟疝修补术中，腹股沟韧带及耻骨梳韧带既是解剖标志又是加强腹股沟管壁的重要结构。腹外斜肌腱膜在耻骨结节外上方形成的三角形裂隙，为腹股沟管浅（皮下）环。该裂隙上部纤维称内侧脚，止于耻骨联合，外下部纤维称外侧脚，止于耻骨结节。裂隙外上方连接两脚的纤维称脚间纤维。外侧脚有部分纤维经精索深面向内上方返折至腹白线，并与对侧纤维相连，称为反转韧带，可加强浅环的后界。

2. 腹内斜肌　位于腹外斜肌深面。起始于胸腰筋膜、髂嵴和腹股沟韧带外侧 1/2，肌束呈扇形，后部肌束垂直向上止于 10～12 肋骨，大部分肌束向前向上延伸为腱膜，延伸至腹直肌外缘时分为前后两层包裹腹直肌，前层参与构成腹直肌前鞘，后层参与构成腹直肌后鞘（脐下 4～5cm 以下则转入腹直肌前参与构成前鞘），终止于白线。起于腹股沟韧带的腹内斜肌肌束行向前下，经精索（女性为子宫圆韧带）前面，延伸为腱膜，与腹横肌腱膜会合构成腹股沟镰（即联合腱），止于耻

骨梳内侧端及耻骨结节附近。腹内斜肌最下部发出一些肌纤维，包绕精索及睾丸（女性为子宫圆韧带），称为提睾肌，属于骨骼肌，但不受意识支配，收缩时可上提睾丸。

3. 腹横肌　位于腹内斜肌深面，起自 7～12 肋软骨内面、髂嵴和腹股沟韧带外 1/3，肌束横向向前延伸为腱膜，腱膜延伸经腹直肌后方参与构成腹直肌后鞘（脐下 4～5cm 以下则转入腹直肌前参与构成前鞘），终止于白线。腹横肌最下部分也参与构成提睾肌和腹股沟镰。

4. 腹直肌　位于白线两侧，被腹直肌鞘包绕，起自耻骨联合和耻骨嵴，向上止于剑突和 5～7 肋软骨前面。腹直肌被 3～4 条横行腱划分成多个肌腹。

（三）腹股沟管

1. 腹股沟管（图 2-5）　位于腹前外侧壁，为精索（女性为子宫圆韧带）所通过的肌束和肌腱形成的裂隙。该裂隙位于腹股沟韧带内侧半的上方，由外上斜向内下，长约 4.5cm。裂隙（腹股沟管）内口称腹股沟管深（腹）环，位于腹股沟韧带中点上方约 1.5cm 处。

2. 腹股沟管有两口四壁　两口俗称外环口和内环口，即腹股沟管浅（皮下）和腹股沟管深（腹）环。四壁即前、后壁和上、下壁，前壁是腹外斜肌腱膜和腹内斜肌，后壁是腹横筋膜和腹股沟镰，上壁是腹内斜肌和腹横肌弓状下缘，下壁是腹股沟韧带。

（四）直疝三角，即 Hesselbach（海氏）三角

位于腹前壁下部，由腹直肌外缘、腹股沟韧带和腹壁下动脉所围成的三角区（图 2-6）。该三角区及腹股沟管都是腹壁薄弱区，腹膜形成的鞘突经直疝三角突出形成直疝，经腹股沟管突出则形成斜疝。斜疝时鞘突经内环突入腹股沟管，可突出外环口坠入阴囊。

（五）腹股沟区腹壁解剖

1. 皮肤

2. 浅筋膜　有两层，即浅层（Camper 筋膜、脂肪层）及深层（Scarpa 筋膜、膜性层）。

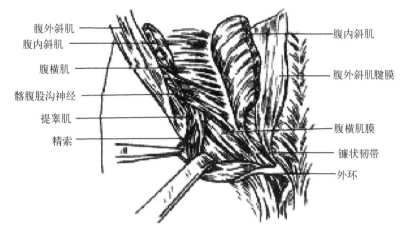

图 2-5　腹股沟管

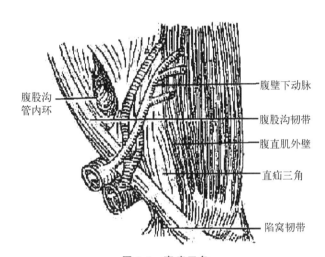

图 2-6　直疝三角

Camper 筋膜:含大量脂肪组织,向上于胸壁浅筋膜延续,向下移行为股部和会阴部浅筋膜。Scarpa 筋膜:含有丰富的弹性纤维,向上附着于腹白线,向下附于髂嵴及腹股沟韧带下方约一横指处的阔筋膜。该层在耻骨联合和耻骨结节间继续下行,与阴茎筋膜、阴囊肉膜及会阴浅筋膜(Colles 筋膜)相延续。

3. 深筋膜　为一薄层结缔组织膜。向内附着于腹白线。向下附着于腹股沟韧带,并移行至精索外面参与形成精索外筋膜。

4. 腹外斜肌及腱膜　在脐与髂前上棘

连线上移行为腹外斜肌腱膜。

5. 腹内斜肌及腱膜

6. 腹横肌及腱膜

7. 腹横筋膜　位于腹横肌深面,在腹股沟区较厚,向上延于膈下筋膜,向下续为髂筋膜及盆筋膜。在腹股沟区,由腹横筋膜形成的重要解剖结构有

(1)精索内筋膜、腹环:腹横筋膜于腹股沟韧带中点上方 1.5cm 处容纳向内下突出成漏斗状,容纳精索及睾丸。形成的指套状囊袋即为精索内筋膜,囊袋口即为腹股沟深环(腹环、内环)。

17

（2）凹间韧带（窝间韧带）：腹横筋膜于腹环内侧纵行增厚，即形成凹间韧带。

（3）股鞘：腹横筋膜与髂筋膜沿髂外血管向下延续到股部，形成股鞘。

（4）腹直肌筋膜：腹横筋膜在弓状线下方形成腹直肌筋膜。

8. 腹膜外脂肪层　位于腹横筋膜与腹膜壁层之间，在腹股沟区增厚，腹壁下动脉与旋髂深动脉的起始段行于该层。

9. 腹膜壁层　腹腔面可见5条皱襞：

（1）脐正中襞：位于膀胱尖至脐，内含脐尿管的遗迹。

（2）脐内侧襞（2条）：位于膀胱侧缘至脐，内含脐动脉遗迹。

（3）脐外侧襞（2条）：覆盖腹壁下动脉。

（4）在腹股沟韧带上方，上述5条皱襞形成3对小的腹膜凹陷，由内向外依次为：膀胱上窝：位于脐正中韧带与脐内侧韧带之间。

（5）腹股沟内侧窝：向前正对直疝三角及皮下环，与其对应的腹股沟韧带下方是股凹，正对股环。

腹股沟外侧窝：正对腹环。

（六）腹股沟区腹壁重要神经解剖

1. 髂腹下神经

起自：T_{12}、L_1 前支。

解剖关系：自腹膜后间隙进入腹横肌与腹内斜肌之间前行，并支配腹横肌和腹内斜肌。自髂前上棘内侧约2.5cm处穿过腹内斜肌，行向下方走行于腹外斜肌深面，至皮下环上方约2.5cm处穿过腹外斜肌腱膜，分布到耻骨上支的皮肤。

分布范围：耻骨上方皮肤、弓状下缘及联合腱。伤及此神经，可致腹股沟区肌肉松弛，甚至萎缩，则易发生腹股沟疝或腹股沟疝术后易复发。

2. 髂腹股沟神经

起自：T_{12}、L_1 前支。

解剖关系：自髂腹下神经下方约1横指，穿出腰大肌外缘，在髂嵴前端穿过腹横肌、腹内斜肌，并与髂腹下神经几乎平行行经腹股沟管，位于精索及其被膜前外侧，自皮下环穿出分布于阴囊（或大阴唇）前部的皮肤。

分布范围：男性阴囊前部皮肤、女性大阴唇前部皮肤。腹股沟疝手术时应注意保护好该神经，伤及此神经易导致上述区域的麻痹。

3. 生殖股神经

起自：L_1～L_2 前支。

解剖关系及分布：自腰大肌前方穿出，并在其前面下行，于髂总血管外侧分为生殖支及肌支。生殖支经腹环入腹股沟管，于精索内侧下行穿出，经腹股沟管皮下环，分布支配提睾肌及阴囊肉膜；股支沿髂外血管经腹股沟韧带深面约2.5cm穿出深筋膜至股三角上部皮肤。腹股沟疝手术在显露腹股沟管或处理疝囊时要尽可能避免损伤该神经。

4. 疼痛区域　一般指在腹股沟疝修补术中，应用钉枪固定补片时会导致术中损伤或术后卡压腹股沟区的神经而引起术后顽固性疼痛和某些性功能障碍的特定区域。一般以髂耻束为界，髂耻束末端下方及股血管外侧的区域常有生殖股神经、股神经及股外侧皮神经通过。因此，术中建议钉枪固定补片时固定钉应留置于髂耻束外侧和输精管外侧。

（七）腹股沟区腹壁重要血管解剖

1. 腹壁下动脉　起始段行于腹横筋膜与腹膜壁层之间，于腹股沟韧带中、内1/3交界处起于髂外动脉（约10%腹壁下动脉走行弯曲，有些甚至呈"S"形，有些呈"L"形；异常闭孔动脉发自腹壁下动脉），经腹环内侧缘行向内上方，越过弓状线浅面入腹直肌鞘上行，构成直疝三角的外侧界。体表投影为腹股沟韧带中点与脐的连线。术中可作为鉴别斜疝和直疝的标志。

2. 旋髂深动脉及升支　于腹膜外脂肪层内行向外上，于髂前上棘附近发出升支，上行于腹内斜肌与腹横肌之间。局麻、超前镇痛及预镇痛时避免于髂前上棘处入针过深伤及该血管或导致局麻药物入血。

3. 死亡三角（Doomtriangle）　又称 Spaw 三角。该三角内侧为输精管，外侧为精索血管，髂外血管位于其底部，髂外血管由腹膜和腹横筋膜覆盖，腹股沟疝修补术中应避免损伤髂外血管。

4. 死亡冠（Corona Mortis）　距耻骨联合外侧约 5cm、Cooper 韧带上常可见一支腹壁下血管或髂外血管与闭孔动静脉之间的吻合支血管，跨过 Cooper 韧带，称为死亡冠。该血管损伤后断端可能回缩至闭膜管内，出现严重而难以控制的出血。

5. 主要的浅血管

（1）腹壁浅动、静脉：腹壁浅动脉发自股动脉，越过腹股沟韧带中、内 1/3 交界处行向脐部，腹壁浅静脉向下入大隐静脉。传统腹股沟疝手术中切皮时常可见，必要时结扎止血，避免术后出血。

（2）旋髂浅动、静脉：旋髂浅动脉发自股动脉，行向髂前上棘。旋髂浅静脉向下注入大隐静脉，或经深静脉回流至髂外静脉。腹股沟疝修补术，切口下极偏下延伸时，有时会伤及该血管，避免损伤，如损伤则应严密止血。

四、腹股沟疝的治疗

(一)非手术治疗

（1）1 岁以下婴幼儿可暂不手术，可用疝气带阻、绷带、棉质束带收压内环口防止疝内容物突出，因为婴幼儿随着生长发育，躯体逐渐强壮，疝有自愈的可能。

（2）年老体弱或合并有严重疾病不能耐受手术者也可采用上述方式保守治疗。

（3）腹股沟疝属于择期手术，患者因为非自身原因暂不能手术，可在手术前采取上述办法，避免疝发作而影响工作及生活，避免疝嵌顿及绞窄。

（4）疝囊颈部长期在疝气带或束带挤压

下增厚并坚韧，并促使疝囊壁与周围组织或器官发生粘连，从而使得疝嵌顿发生率增高、手术解剖关系欠清晰、术中易伤及粘连或增厚处周围组织及器官。

(二)手术治疗

1. 适应证　除不能还纳的嵌顿疝和绞窄疝须急诊手术外，其余腹股沟疝可择期手术。

2. 以下情况不宜手术

（1）增加腹内压的因素未能解除或缓解者，如慢性咳嗽、顽固性便秘、排尿困难、腹水等。

（2）有其他系统严重疾病，全身情况差，不能耐受手术者，如严重的心力衰竭、晚期恶性肿瘤、糖尿病血糖不稳定等。

（3）存在感染者，如术区皮肤感染、肺部感染、上呼吸道感染等。

（4）婴幼儿有自愈的可能，1 岁以内的婴儿不主张手术。

（5）疝嵌顿时间短、能排除嵌顿导致的脏器缺血坏死或破裂等，可试行手法复位，若复位不成功，则行手术复位。

3. 术前准备

（1）患急性上呼吸道感染者，应先行控制症状及感染。

（2）术前至少戒烟 1 周。

（3）术前排尿，使膀胱空虚，必要时可留置导尿管，以免膀胱过度充盈或手术误伤膀胱。

（4）巨大疝，术前需适当卧床休息，并使疝内容物还纳，避免术中疝内容物不能完全还纳，也可减轻水肿，有利于术后康复。

（5）嵌顿疝或绞窄疝，术前注意纠正水、电解质和酸碱平衡紊乱，需要时须防治感染、休克。须积极术前准备，尽早手术。

（6）有合并症者，须将相关指标控制在术前理想范围，如血压、血糖等。

4. 手术方式

（1）传统疝修补术

1) 切口:麻醉满意后区仰卧位,常规皮肤消毒、铺巾,取下腹部斜疝切口(即髂前上棘与耻骨结节连线中点上 1.5～2cm 处,与腹股沟韧带平行),一般上端超过内环 2cm 左右,下端至耻骨结节。注意切口不宜偏外侧,以免修补完毕后缝合腹外斜肌腱膜时张力过大。

2) 切开腹外斜肌腱膜:切开皮肤以后,切开皮下组织,注意结扎离断的腹壁浅血管和阴部外动、静脉的分支,直至腹外斜肌腱膜,探及并显露出外环口。于腹股沟管浅环和深环的连线上,沿腹外斜肌腱膜纤维走行方向切开腹外斜肌腱。切口应略偏浅环口的处上方,以免损伤髂腹股沟神经、髂腹下神经及生殖股神经。

3) 寻找并切开疝囊:用 2 把止血钳夹起腹外斜肌腱膜上下切缘中点,注意避免钳夹损伤髂腹股沟神经及髂腹下神经,于腹外斜肌腱膜下面钝性分离,内侧显露出联合腱,外侧显露至腹股沟韧带。注意分离腹外斜肌腱膜外侧部时勿伤及髂腹股沟神经,必要时可将该神经自腹内斜肌上适度分离(过度分离易伤及神经滋养血管致出血,如出血,电刀过度止血易使神经热损伤),用止血钳自神经下将腱膜拉至神经下方,同法用止血钳钳夹对侧腹外斜肌腱膜切缘保护髂腹股沟神经,再将止血钳连同腱膜外翻,使神经清晰显露并加以保护。

寻找疝囊前先游离精索。左手示指自精索的内侧、耻骨结节的上方伸入精索的下面,将精索和腹股沟韧带分离。取纱布条或橡皮管穿过精索,以备牵引之用。

将精索提起,于精索(女性为子宫圆韧带)的前内侧寻找疝囊。纵行于此处切开提睾肌和精索内筋膜,于精索(女性为子宫圆韧带)的前内侧可见到灰白色疝囊,用有齿镊或止血钳提起疝囊,于两镊子或止血钳之间纵行切开疝囊,勿伤及疝内容物(如果疝囊不大、无明显粘连,可将疝囊完全游离后还纳入腹腔)。扩大切口,示指伸入疝囊探查其内容物,大多为小肠或大网膜,如疝内容物已还纳则探入腹腔,有时可见淡黄色清亮腹水(注意探查,明确是否为膀胱损伤)。

有不同术者手术方式略有不同,有些术者先切开提睾肌探及疝囊后再游离精索。

4) 游离疝囊:疝囊切口边缘用小止血钳 4 点对称提起,在助手协助下显露疝囊外疏松间隙并钝性轻柔游离精索(女性为子宫圆韧带),必要时可将示指伸入疝囊将疝内容物挤压回腹腔,示指于疝囊内顶起疝囊,钝性轻轻分离疝囊周围精索组织(女性为子宫圆韧带)。分离疝囊下方时,勿伤及输精管,直至疝囊颈部,即见到腹膜外脂肪或腹壁下血管。注意止血,以免手术后形成血肿。注意:女性子宫圆韧带常与疝囊粘连紧密,易于分破疝囊或损伤子宫圆韧带,必要时可离断子宫圆韧带(锐性分离时);术中经常可见年龄小或年轻的患者,其疝囊薄,疝囊在分离时更易破裂,切记操作轻柔。

5) 高位结扎疝囊:用小止血钳将疝囊四周提起,右手示指伸入疝囊进一步探查深环口的大小,也可以进一步确定是斜疝还是直疝(疝囊位于腹壁下动脉外侧即可确诊为斜疝,如为内侧则为直疝,该血管内外都有疝囊则为马蹄疝)。纵行切开疝囊(注意切开后的止点用血管钳夹闭,避免因牵拉致腹膜撕裂至腹腔内),显露疝囊颈,于腹股沟管深环的深部即疝囊颈基底部内面,用 4 号线(根据具体情况也可选 1 号)行内荷包缝合,注意疝囊内针距要小,疝囊外针距要大,这样才能收紧荷包不留腔隙,结扎缝线,关闭疝囊颈。可用 7 号线在荷包缝线上方 0.5cm 处再结扎或缝扎一道,以防线结脱落。也可取 7 号线贯穿缝扎疝囊颈。缝扎完毕后,距结扎线结 0.5cm 处切除多余的疝囊。此时疝囊颈残端可自行回缩至腹内斜肌深面,不必固定。也有术者习惯将疝囊颈结扎线缝合固定于其前方的腹内斜肌上。如行进一步行疝修补术,疝囊大、坠入阴囊者,可于距内环口 2cm 处缝扎、离断,避免结扎位置高所致术后水肿。

远端疝囊若较小,可以剥除;若较大,不必剥离,敞开不缝合,从而减小创面、减少出血、减轻组织水肿。

直疝疝囊突出于直疝三角,与精索关系更为清晰,上内方向牵开腹内斜肌,精索及腹壁下血管内侧即可见鼓出的腹横筋膜,游离精索,显露直疝,可于腹横筋膜层荷包或"8"字缝合疝环,也可切开腹横筋膜,于其深面探及疝囊荷包缝合。注意处理完直疝疝囊后探查内环口处有无隐匿性斜疝,避免漏诊。直疝修补以下有描述。

6)修补斜疝:腹股沟斜疝修补有多种方式,根据腹股沟管前后壁的薄弱程度,采取不同的修补方法,常用的有以下几种:

A. Ferguson 修补法:这种方法的特点是:于精索前将联合腱、腹内斜肌下缘与腹股沟韧带缝合,加强腹股沟管前壁。适用于腹横腱膜弓无明显缺损、腹股沟管后壁尚健全的儿童和青壮年患者的小型斜疝。用 1 号线将切开的提睾肌和精索内筋膜缝合,修复精索。用 7 号线将联合腱、腹内斜肌下缘自下而上和腹股韧带间断缝合,一般缝 3～4 针,最下一针不可太紧,以能容一示指尖,以免过紧压迫精索。腹股沟韧带的缝线不应在同一纤维间隙,以免撕裂腹股沟韧带。再将腹外斜肌腱膜重叠缝合,重建腹股沟管浅环。用 1 号线间断缝合皮下组织和皮肤。

B. Bassini 修补法:此方法的特点是:加强腹股沟管的后壁,适合于青壮年或年老病人腹股沟管后壁缺损、腹壁薄弱或疝囊较大者,尤其适用于青壮年斜疝和老年人直疝。适用于腹股沟斜疝和直疝。游离并提起精索,在其后方把腹内斜肌下缘和联合腱缝至腹股沟韧带上。

C. Halsted 修补法:此法亦为加强腹股沟管后壁的一种方法。适用于老年患者或腹股沟管后壁明显薄弱者。将疝囊颈高位结扎后,如同 Bassini 法将腹横肌腱膜、联合腱和腹内斜肌下缘缝合于腹股沟韧带上。然后将切开的腹外斜肌于精索下作间断缝合(必要时可叠加缝合),将精索置于腹外斜肌腱膜和皮下脂肪之间。一般将精索自腹外斜肌腱膜切口的上 1/3 拉出,注意出口处不可过紧,用 1 号线间断缝合皮下脂肪和皮肤。

D. Shouldice 修补法:为多层加强疝修补术。其主要在于修复腹横筋膜,加强腹股沟管的后壁。开始的分离操作同前几种修补术。游离出精索以后用纱布条牵开,暴露出腹横筋膜。切开并切除部分提睾肌,疝囊处理同前。自内环口至耻骨结节纵行切开腹横筋膜,并行分离,形成上下两瓣。用 7 号线将腹横筋膜的下瓣自耻骨结节上方开始缝于腹直肌鞘外侧的深面和上瓣腹横筋膜、腹内斜肌的深面。再自上而下将上瓣腹横筋膜和腹股沟韧带连续缝合。再取 7 号线自内环处由上而下将腹内斜肌、联合肌腱缝于腹股沟韧带深部上,然后将联合腱和腹内斜肌与腹股沟韧带的浅部连续缝合。用 7 号线将腹外斜肌腱膜于精索前缝合。缝合皮下组织和皮肤。

E. McVay 法:加强腹股沟管后壁。适用于腹壁肌肉重度薄弱的成人和老年人、复发性斜疝和直疝、巨大斜疝,直疝病人更多用此术。在精索后方把腹内斜肌下缘和联合腱缝至耻骨梳韧带上。

(2)无张力疝修补术:腹股沟疝无张力疝修补术相比传统疝修补术,操作简单、创伤小、疝环充填设计合理、无张力和术后复发率低,临床适用于腹股沟斜疝、直疝和股疝,尤其是缺损较大的腹股沟疝。根据补片放置的位置可将补片分为上层补片(onlay patch)、疝环充填补片(plug mesh)和内层补片(inlay patch)三类。上层补片放置在疝环的前方,疝环充填式补片充填于疝环,内层补片放置在疝环的后方。目前补片腹股沟疝修补术主要的术式包括以下几种：

1)李金斯坦无张力疝修补术也称为平片修补手术，采用上层补片，是经典的腹股沟疝无张力修补术术式，该术式解剖简单、易掌握，该手术操作步骤如下：

A. 术区常规消毒，铺无菌巾单。

B. 切口同传统腹股沟疝修补术。切口不宜偏外，以免影响术中判断腹外斜肌切开位置。

C. 切开皮肤、皮下组织，沿肌腱纤维方向打开腹外斜肌腱膜和外环，游离腱膜下间隙，注意勿损伤腱膜深面的髂腹下神经和髂腹股沟神经，必要时加以保护。切开皮下时注意腹壁浅静脉，离断该血管时严密止血，必要时结扎止血，避免术后出血。

D. 纵行切开提睾肌，分出疝囊，游离精索，将疝囊与周围的精索组织和脂肪组织分离开，对于较小的疝囊，分离后直接还纳腹腔，对疝囊较大者于其中部切开疝囊，还纳疝内容物。疝囊远端旷置，近端游离至疝囊颈，结扎疝囊颈后切除多余疝囊，将残端放入腹横筋膜后。有术者认为疝囊结扎时不宜过高，否则易结扎神经致术后疼痛。

补片一般为6cm×8cm的网状平片。根据术中情况，可适当修剪补片，内环对应处的补片剪一匙孔使精索通过，将其放置于精索后、腹股沟管后壁前面，补片下内侧缝至耻骨结节处腱膜组织，并超过并覆盖耻骨结节1.5～2.0cm，避免缝于骨膜导致术后疼痛，内侧与腹直肌鞘外缘处缝合，下外侧缘与腹股沟韧带和髂耻束缝合。上缘与腹外斜肌背侧缝合，内环边缘应与补片缝合，以免术后疝经内环突入补片后。

E. 精索复位，检查无活动性出血，间断缝合腹外斜肌腱膜。

F. 缝合皮下组织和皮肤。手术完毕。

2)Rutkow手术也称为疝环充填式无张力疝修补术，修补材料包括圆锥形的充填物及网状平片。与李金斯坦无张力疝修补术不同在于：将伞状（或锥形）填充材料顶端对准疝囊底部或以结扎线固定伞状材料于结扎处，往腹腔内方向填塞，直至充填材料边缘到达疝环边缘，如疝环过大，可填充2个伞状充填材料。可令病人咳嗽或按压下腹部增加腹压后确认伞状网塞位置合适。缝合数针以固定充填物于疝环周围的腹横筋膜上或周围坚韧的组织上。缝合时避免损伤腹壁下血管。将充填物与内环或缺损边缘缝合固定，将平片放置于腹外斜肌腱膜深面。有术者认为不宜应用伞状材料，伞状材料收缩易导致术后不适或疼痛。

3)Stoppa手术是经典的腹膜前腹股沟疝修补术中效果较好的术式，采用内层补片，切口采用内环体表投影位置向头侧1横指的横切口，长约7cm，依次切开皮肤、皮下组织，横切腹外斜肌腱膜和腹直肌前鞘，用拉钩拉开腹内斜肌、腹横肌和腹横筋膜，进入腹膜前间隙，充分显露整个腹股沟区。切开疝囊前壁并剥离后壁，然后横断疝囊；剥离疝囊至超越内环3cm，于腹膜前自内环向耻骨结节方向钝性分离；将补片置入腹膜前。腹膜前修补也可采取普通的疝修补的入路剪开腹横筋膜到达腹膜前间隙。腹膜前修补利用腹腔的自然压力使补片紧贴于腹壁，从而阻止内脏的突出。Stoppa术由于解剖广泛，出血多，损伤大，一般很少应用或仅在复发性疝中应用。另外，由于该术式应用于年轻患者或腹壁肌肉强健患者，由于肌肉强度大，拉钩牵拉不充分，术野不易充分显露，给手术操作带来难度。

4)Kugel提出了一种小切口的腹膜前修补方式，入路与Stoppa法相似，但只要约4cm，可取斜疝切口，到达腹横筋膜前方后作3cm的纵切口到达腹膜前间隙。疝环大者可不必剪开腹横筋膜。用手指或纱布等钝性分离整个腹股沟区，确认分离至耻骨梳韧带，处理疝囊后将特制的椭圆形双层的袋状补片用手指塞入腹膜前间隙并展平，补片的位置

3/5 位于腹股沟韧带边缘（大致在髂耻束水平）上方，2/5 位于其下方。Kugel 法的效果与 Stoppa 法相近，创伤则大大减少。

5）Gilbert 手术：Gilbert 手术是综合上层补片修补、疝环充填式修补及内层补片修补等术式的一种术式（双层修补装置）。补片包括内层补片（underlay patch）、连接部（connector）和上层补片（onlay patch）三部分。下层补片的放置与 Stoppa 的腹膜前修补法类似，将补片置于腹膜前利用腹压紧贴腹壁，防止内脏突出。再利用两层补片间的连接体修补疝环。最后将表层补片放置在腹横筋膜前方完成修补。该手术分离和操作较为复杂，限制了它的广泛应用。

6）下腹正中切口修补双侧腹股沟疝

A. 手术适应证：成人双侧腹股沟直疝、斜疝、股疝，复杂的腹股沟疝、巨大疝、滑疝、多发疝、复发疝、嵌顿疝等。

B. 麻醉、体位及手术方法

可采用全麻、连续椎管内麻醉（包括硬膜外麻醉和蛛网膜下腔麻醉）等多种方法。仰卧位，头低脚高，并向患侧倾斜 5°左右。术者位于疝的对侧。取下腹正中切口（下起耻骨联合上方 1cm，向上 4～6cm），按层依次切开皮肤、皮下组织。

从腹白线进入。牵开腹直肌，其下方为腹横筋膜及腹膜前脂肪层（此处无腹直肌后鞘结构），纵行切开腹横筋膜，向外侧分离，用拉钩将腹横筋膜提起，继续向外侧直至显露腹壁下血管，再分别显露出髂耻束、耻骨梳韧带和髂血管等结构。

在解剖、显露腹膜前间隙的过程中即可发现疝的所在位置：

直疝，在腹壁下血管内侧可见有腹膜凸起，可用两把 Allis 钳对抗牵引，将整个疝囊分离出来，在疝囊游离后，将其折叠连续内翻缝合；

斜疝，在腹壁下血管外侧的内环口可见斜疝的起始部分，即突向腹股沟管的腹膜（疝环），若疝囊较小，可向外侧分离拉出整个疝囊，多数情况下需要在内环口处切开腹膜，回纳疝囊内容物后，用血管钳提起疝囊，在疝囊颈部高位离断，连续缝合近端疝囊颈腹膜，疝囊远端彻底止血后敞开；

股疝位置更深在髂耻束下方，髂血管内侧可见凸起的疝囊颈，可切开后还纳疝内容物，再横断疝囊，连续缝合。

盆腹壁化精索，精索走行于内环的下方（即斜疝疝囊的下方）可用一阑尾钳或纱布带提起精索，以利于牵引。此处的精索没有提睾肌，精索与输精管分离走行，前者继续向上至肾血管，后者向下内至精囊腺。将精索和输精管自内环水平的腹膜向近端至少游离 6～8cm，使其与下方紧贴的腹膜分开，使精索盆腹壁化。使补片放置在精索和腹膜之间。无论直疝还是斜疝，均需要将精索盆腹壁化。待此操作完成后，内环、直疝三角及股疝区均在此间隙显露。髂外、腹壁下及死亡冠等血管搏动均可清楚看到或扪及，术中操作时切忌损伤上述血管。补片放置及固定。一般使用聚丙烯酯等补片，大小要求至少 8cm×10cm。直视下准确放置，将补片展平，要求补片能覆盖整个耻骨肌孔缺损。可用补片钉合器将其固定于耻骨梳韧带内上 1/3 和 Henle 韧带。预成型的 3D 补片更易放置和固定。一侧手术完成后，转至对侧做另一侧的手术。双侧手术完成后依次缝合腹壁各层。不放置引流，术后压迫切口。

（3）腹腔镜无张力疝修补术：相比较传统疝修补术及无张力疝修补术，该术式术后疼痛轻、美观、术后舒适度好、术后并发症发生率低，术中可探查有无对侧疝、隐匿疝、股疝。尤其对于双侧疝更有优势。腹腔镜腹股沟疝修补术有以下三种术式：腹腔镜经腹膜前补片植入术（transabdominal preperitoneal prosthetic，TAPP）、腹腔镜完全经腹膜外补片修补术（totally extraperitoneal prosthetic phillips，TEP）、腹腔镜腹腔内补片植入术

(intraperitoneal onlay mesh,IPOM)。

1)腹腔镜经腹膜前补片植入术(TAPP)

患者取仰卧位,全麻满意后,在脐下取弧形切口、长约 1cm,两把巾钳于切口两端牵起,刺入气腹针,气腹建立成功后于该切口、朝向盆腔方向穿入 10mm 套管鞘卡,撤去巾钳,经该鞘卡朝向盆腔缓缓置入腹腔镜。于腹直肌外缘、脐下切口平面,沿皮纹切开约0.5cm 小切口(主刀医师根据个人习惯可适当下移),穿入 0.5cm 套管鞘卡。如为单侧疝,可将患侧腹直肌外缘切口上移一横指,对侧下移一横指,便于操作,减少腹腔内器械"打架"。

患者取头低脚高位。腹腔镜经鞘卡入腹探查并辨清如下解剖结构。脐中韧带:位于中线,是脐尿管闭塞后的残留痕迹;脐内侧韧带:覆盖于闭塞的脐动脉表面的腹膜皱褶,位于脐中韧带两侧;脐外侧韧带:覆盖于腹壁下动脉表面的腹膜皱褶,位于脐内侧韧带外侧。经腹壁下血管(脐外侧韧带)即可确诊直、斜疝,股疝则经腹股沟韧带后方突入股管方向。疝较大或疝内容物粘连于疝囊壁时,可见疝入疝囊内的肠管、大网膜等疝内容物。充分游离疝内容物,避免损伤疝入疝囊内脏器,充分显露术区及疝囊腔。

疝环上缘 2~3cm 弧形切开腹膜,避免损伤腹壁下动脉;向内侧切开不超过脐内韧带,避免损伤膀胱;向外侧弧形切开,延至6~8cm。

斜疝游离疝囊时,部分患者有过多脂肪组织或脂肪瘤,该脂肪组织可坠入腹股沟管,引起疝复发的症状或体征,应切除。尽可能完全剥离疝囊,残留疝囊增加血清肿概率。疝囊与精索粘连紧密,强行剥离易伤及精索血管,增加出血、睾丸缺血坏死、形成阴囊血肿概率增大。大且粘连的疝囊可横断,避免过度剥离,疝囊残端严密止血。

直疝位于直疝三角内,剥离疝囊时也应将腹膜外脂肪剥离出,显露耻骨结节及耻骨梳韧带。

股疝位于股环内,须充分暴露疝囊前方的髂耻束、后方的耻骨梳韧带及内侧的陷窝韧带,避免漏诊股疝。

充分游离精索及腹膜外间隙,以便修补片能在腹膜外间隙铺平、不卷曲,否则会导致术后疝复发。同时注意操作轻柔,可用电钩或通电剪锐性剥离,避免粗暴剥离伤及疝囊内下的输精管及外下的精索血管。腹膜前间隙内侧分离至耻骨联合、外侧至腰大肌及髂前上棘、上至联合腱上至少 3cm、内下至耻骨梳韧带下 3cm、外下剥离精索 6~8cm,以保障 12cm×8cm 平片平铺、不卷曲,精索腹、盆壁化。

一般选用 12cm×8cm 平片,根据术中情况可适当修剪或选用 15cm×10cm 平片,但不宜修剪过多或选用过小补片,否则易复发。

修补片固定可采用缝合的方法,也可采用固定器或纤维蛋白胶固定。补片应与耻骨结节、腹直肌、耻骨梳韧带和联合腱牢靠固定。缝合或固定器固定时注意避开死亡冠、危险三角及疼痛三角。

关闭腹膜要充分,避免修补材料与肠管粘连导致肠梗阻,甚至肠瘘。关闭腹膜可采用缝合的方法,也可采用钉合的方法。

2)腹腔镜完全经腹膜外补片修补术(Phillips 术/TEPP)

可选上述切口刺孔,也可将脐与耻骨结节之间三等分后在三等分点各取切口刺孔。以前者为例,操作如下:

在脐下 0.5~1cm 左右弧形切开约1cm,切口可稍偏向患侧。分离皮下脂肪,显露腹直肌前鞘,作横行或纵行切开该鞘,显露出腹直肌,纵行切开腹直肌显露腹直肌后鞘,切开后鞘后可用环钳稍分离腹膜前间隙,置入 10mm 鞘卡,用腹腔镜置入鞘卡后用腹腔镜分离腹膜前间隙,直至能显露另外两处刺孔位置后镜下建立另两处切口刺孔(脐与耻骨联合上缘连线 1/3、2/3 处),置入鞘卡及相应器械。分离并显露耻骨结节和 Cooper 韧带。其余操作基本同 TAPP,不切开及缝合腹膜除外。

3)腹腔镜腹腔内补片植入术(intraperitoneal onlay mesh,IPOM)

该术式目前在医学界存在争议:该术式可致修补材料与肠管粘连导致肠梗阻,甚至肠瘘;另外,该术式未显露腹壁筋膜或肌层,加上术中应用钉枪固定时钉子长度有限,故而,不能将补片牢靠固定,补片易移位、疝易复发。IPOM 常应用于腹壁切口疝的修补。

五、疝修补材料

疝修补材料主要分为两种:即聚合体为聚丙烯、聚酯和聚四氟乙烯等非生物材料;另一类为生物材料,有人体真皮、猪的小肠黏膜下层、猪的真皮、胚胎牛的真皮等脱细胞基质材料。

国内外学者均不主张 18 岁以下患者应用不可降解的、聚酯和聚四氟乙烯等非生物材料,因为这个阶段的患者正在生长发育,而这类补片会一定程度的挛缩,造成术后局部明显的牵拉、异物感,甚至出现排异反应、慢性疼痛等,有报道会引起精索粘连、输精管堵塞,甚至影响生育。

生物材料制成的补片可降解,避免不可降解补片修补后挛缩所引起的牵拉、疼痛、局部异物感和排异反应等并发症的发生,不但应用于成年患者,国内有报道该补片可用于13～18 岁的患者,也可用于对不可降解材料有排异反应的患者。

六、麻醉方法及体位

(一)局部麻醉、硬膜外麻醉及全麻

这里着重介绍术者局麻操作的优劣势及基本方法。

1. **优越性**

(1)安全性好。对于不适应硬膜外麻醉或全麻的患者,尤其是老年患者或合并有心肺疾病的患者,可提高手术的耐受性,从而拓宽手术适应证。

(2)无硬膜外麻醉和全麻的二次创伤,减少术后痛苦。

(3)省去硬膜外麻醉时间,缩短手术时间。

(4)术后恢复快,无麻醉恢复期,术后患者即可下床、进食。

(5)减少术后并发症,特别是急性尿潴留。

(6)无需专业麻醉医师,操作简单,节省人力及患者费用。

(7)术者术中清醒,可在术中配合术者寻找疝囊,特别是隐匿性疝或疝囊小的患者,且有利于术者判断手术效果。

(8)我国提倡日间手术的开展,该麻醉应用于日间手术及门诊手术患者更有利,更有利于腹股沟疝日间手术及门诊手术的推广。

2. **劣势**

(1)麻醉效果不如硬膜外麻醉及全麻。

(2)对术者及麻醉者技术操作要求高。

(3)不适合于过胖、疝囊大、难复性疝、嵌顿疝、复发疝、复杂疝、行腹腔镜疝修补术等患者。

(4)患者麻醉后麻醉效果不满意,需中转硬膜外麻醉或全麻;牵拉腹膜时不适感或腹痛。

3. **麻醉方法**

(1)术前可肌注杜冷丁 50mg。

(2)常规消毒、铺无菌巾。

(3)配制 1% 利多卡因 40ml 备用,也可 0.25% 普鲁卡因或 0.125% 布比卡因自切口组织逐层浸润,先浸润、后切开。

(4)内环口上 1 横指进针打皮丘,沿切口向外环口方向皮内及皮下注射 5～10ml。

(5)外环口下、精索旁及至耻骨结节各注射 3～5ml。

(6)切开腹外斜肌腱膜,于其下探及髂腹下神经及髂腹股沟神经,于最近端分别注射

1～2ml。

(7)内环口内侧进针,于腹横筋膜与腹膜之间生殖股神经走行处注射5～10ml,按摩约2min即可。也可于疝囊颈周围注射,以麻醉精索外神经和分布于精索、睾丸的交感神经纤维。必要时在疝囊和精索间少许浸润,并在切开的疝囊内注入5ml。

(二)预镇痛

1. 定义 指在术前、术中、术后通过减少有害刺激传入所导致的外周和中枢敏感化,从而减少术后疼痛和镇痛药物的用量,目前预镇痛的方法和结论不尽相同。

2. 方法 外周神经末梢阻滞有助于预镇痛达到最佳效果。盐酸罗哌卡因稀释成10mg/ml,结合硬膜外麻醉或全麻,适量注射至上述局麻所述各麻醉点及腹壁切开的各层,即可达到预镇痛的效果。

(三)术后镇痛

患者术后有疼痛预兆时即可口服止痛药物,如塞来昔布、布洛芬等,达到预防或减轻疼痛的效果。

七、术后常见并发症及处理措施

(一)切口疼痛的防治措施

术中操作轻柔,减少组织损伤;可通过预镇痛及口服止痛药物(布洛芬、塞来昔布等)缓解术后切口疼痛。

(二)术后腹股沟区慢性疼痛、异物感的防治措施

术后慢性疼痛及异物感有以下原因:术中由于操作不慎损伤髂腹下神经、髂腹股沟神经和生殖股神经所致;术后聚丙烯、聚酯、聚四氟乙烯等材料的修补片挛缩牵拉神经或伞状充填材料连同纤维组织形成团块压迫周围组织所致疼痛及异物感。可采取以下措施予以防治:术中应注意保护好神经,如切开腹外斜肌腱膜或钳夹该腱膜切开缘时避免损伤上述神经;操作中辨清神经解剖关系,避免不慎离断、电刀热损伤、结扎、补片卡压上述神

经;加强腹股沟管后壁、固定补片或缝合腹横筋膜时切记避开上述神经;术后如慢性疼痛不缓解影响生活或工作,可考虑二次手术松解或切除神经,必要时可考虑手术去除修补材料,游离并保护神经或离断神经,注意离断时应于腹外斜肌腱膜下层神经起始端彻底离断。

(三)切口脂肪液化的防治措施

术中操作轻柔、术中可逐层生理盐水冲洗,术区尽可能不残留脂肪碎块,特别是皮下;肥胖患者,必要时可于切口皮下放置引流管,引流出液化脂肪,促进伤口愈合、减少感染概率;如有少量脂肪液化,可用止血钳撑开液化处切口,放置引流条,定期伤口换药观察,注意无菌操作;如脂肪液化量较大,应拆线,敞开伤口充分引流,并预防感染。

(四)切口感染的防治措施

术前积极处理术区及身体其他部位感染;年老体弱或有免疫缺陷的患者应预防性应用抗生素;糖尿病患者把血糖控制于理想范围。嵌顿疝行无张力疝修补术时应注意保护组织,术后注意预防感染;但绞窄性疝有肠坏死、周围组织污染及炎症反应严重时不宜采用无张力疝修补术,因其可加重感染的发生。

(五)术后术区出血或渗血及阴囊血肿的防治措施

术后出血常见于术中止血不彻底、术后患者血压波动较大、血管结扎不牢靠或结扎线脱落、分离较大疝囊致创面大、疝囊与周围粘连严重导致损伤及创面大、伤及精索血管、关闭术区前未仔细检查是否有出血或渗血。措施:术中彻底止血、牢靠结扎离断血管、血压控制于理想范围、高位结扎粘连严重或较大的疝囊,术后沙袋或盐袋伤口加压止血。

(六)修补材料排异反应的防治措施

极少数患者术后出现排异反应,如术区伤口感染并不愈合等排斥反应,经积极处理无好转,应行二次手术去除修补材料,待伤口

愈合 3 个月后再次以传统修补方法或以生物材料行疝修补术。

(七)急性尿潴留的防治措施

注意术前排尿、手术时间长者应留置导尿、必要时应术前锻炼床上大小便;患有前列腺增生的老年患者,术前应积极予以治疗,待症状改善后再行腹股沟疝修补手术。术后急性尿潴留,在流水声诱导、下床小便后不改善的情况下及时留置导尿 3～5 天,并预防尿路感染。

(八)阴囊水肿的防治措施

常见于:内环口或外环口过紧导致血液回流受阻;术中精索牵拉过紧;疝囊大且坠入阴囊,术中于阴囊内剥离疝囊。措施:术中规范操作,外环口或内环口成形时检查是否过紧;术中轻柔、精细操作、充分止血;疝囊大者,可行疝囊切开、离断、高位结扎术,彻底止血后旷置远端疝囊;术后托起阴囊减轻水肿。

(九)残端疝囊积液的防治措施

常见于:局部挫伤渗液、渗血、疝囊过大、术后组织渗出、淋巴和血液回流障碍、术中广泛分离及止血不彻底。措施:术中剥离创面不宜过大、灼烧残留疝囊的残端、彻底止血、必要时放置引流,术后积液量较大可行穿刺抽液,术后可用沙袋压迫,对反复多次穿刺抽液而效果不佳者可 3 个月后行残端疝囊切除。

(十)术后睾丸缺血或坏死

常见于复发疝。尤其是无张力修补术后疝复发,组织粘连严重,解剖层次不清,术中易伤及精索血管导致睾丸缺血或坏死。

(十一)术后复发的防治措施

术后复发常见于:术后 3 个月内腹压增大,如慢性咳嗽、便秘、小便困难、重体力劳动、剧烈活动等;术中疝环大,行无张力修补术时未修补腹股沟管后壁;固定补片时未能固定在坚韧组织上;疝塞或补片固定不牢靠或未固定;马蹄疝仅行直疝修补手术,未发现及修补隐匿性斜疝。措施:术后注意避免腹

压增大;疝环大,须行后壁修补或填充疝塞;修补材料应固定于坚韧组织上;行直疝手术时注意探查是否合并有斜疝。

(十二)粘连

TAPP 及 TEPP 未能充分关闭腹膜或 IPOM,机体的纤维组织和新生血管可进入聚丙烯、聚四氟乙烯等修补补片与肠管和膀胱等脏器接触,进而粘连,可能引起肠梗阻或穿孔,因此手术时应妥善缝合腹膜切口,避免脏器与补片接触。另外,粘连可能引起射精障碍或射精痛、精索粘连、腹股沟区慢性疼痛、性交疼痛等,尽可能在术中减少创伤、减小创面,减轻粘连。

(十三)补片收缩和舒张

因纤维组织通过不可吸收疝修补材料的网孔,机体修复过程会使补片产生一定的收缩,平片一般会缩小 20%,而填充物甚至可缩小 50% 以上。有可能因补片挛缩导致不适或疼痛,也可产生新的薄弱区导致疝复发。所以,术中见疝环不大,不必应用疝塞者可仅用平片,术中固定平片牢靠且平片与组织紧密接触的前提下可适当波浪形皱起平片。生物修补材料含有弹性蛋白,有一定的弹性舒张性,术后可引起术区膨隆,术中可采取以下措施加以预防:术中植入生物修补材料时展平后缝合固定;于植入生物修补材料前可加强腹横筋膜层,必要时可加强缝合联合腱与腹股沟韧带,以降低术后膨隆发生率。

(十四)TAPP 及 TEP 患者,部分患者形成皮下或阴囊气肿

腹腔镜建立气腹后,如果打开腹膜即有可能形成皮下气肿或阴囊气肿。术中气腹气压不宜过大,另外,置入补片后,在缝合腹膜前可将气体挤入腹腔。一般气肿可吸收消失。

(十五)死亡冠损伤出血

该血管损伤后易回缩,导致出血点难找且出血量大。一旦出现该血管损伤,应及时钳夹损伤血管远近端,如电凝止血效果不佳,

则须解剖出血管断端并结扎。必要时须解剖出腹壁下动脉及闭孔动脉并分别结扎。

（冯全新　宁鹏涛）

参 考 文 献

陈双,戎祯祥.2010.疝的 TEP 手术(文字版).广州：中山大学出版社.

陈孝平,汪建平.2013.外科学.8 版.北京：人民卫生出版社.

褚亮,张杰,贲大刚,等.2010.Lichtenstein 术、Rutkow 术与 Millikan 术治疗腹股沟疝的疗效比较.JOURNAL OF BENGBU MEDICAL COLLEGE,35.

胡先林.2014.TAPP 手术治疗腹股沟疝的临床效果分析.中国医药指南,(34).

胡艳君,魏安宁,刘怀清.2007.超前镇痛对手术后疼痛影响的研究进展.CHONGQING MEDICINE,36(4).

黄凤瑞.1986.外科手术基本功.北京：科学普及出版社.

黄志强.2001.腹部外科手术学(1).长沙：湖南科学技术出版社.

马颂章(主译).2003.疝外科学(马颂章).北京：人民卫生出版社.

彭海阳,郑启.2008.三位一体补片无张力疝修补术56 例临床分析.CHINESE JOURNAL OF HERNIA AND ABDOMINAL WALL SURGERY(ELECTRONIC VERSION),2(3).

温德.2004.腹腔镜手术图谱解剖与进路.福州：福建科学技术出版社.

于翠平,安建雄.2008.超前镇痛临床研究进展.实用医院临床杂志,5(1).

张启瑜.2005.钱礼腹部外科学.北京：人民卫生出版社.

Feng,B. He,Z. -R. Li,et al.2013.Feasibility of incremental laparoscopic inguinal hernia repair development in china：An 11-year experience,Journal of the American College of Surgeons,216(2).

Jorge Daes.2013.Reparo laparoscópico de la hernia inguinal：presentación de la técnica totalmente extraperitoneal con vista extendida Laparoscopic repair of inguinal hernia：a totally extraperitoneal technique with expanded visual surgical field.Revista Colombiana de Cirugía,26(2).

Tsai,Y. -C. , Ho, C. -H. , Tai, H. -C. , et al. 2013. Chueh, Laparoendoscopic single-site versus conventional laparoscopic total extraperitoneal hernia repair：A prospective randomized clinical trial.Surgical Endoscopy,27(12).

第3章

胃大部切除、胃空肠吻合术

胃是消化道最膨大的部分,其容量变化较大,在新生儿为 10～30ml,青春期为 1000～2000ml,成人为 1500～3000ml。具有暂时储存食物、初步消化食物、吸收酒精和少量水分及内分泌等功能。

一、胃的外部解剖

(一)胃的位置和形态

胃介于食管与十二指肠之间,大部分位于左季肋区,小部分位于腹上区和脐区。是个左缘膨隆(大弯)、右缘凹陷(小弯)的不对称性囊状器官,背侧紧靠胰腺,腹侧与肝脏相邻,上端与食管连接,下端通向十二指肠。从上到下将胃解剖结构分成四部分,贲门部、胃底部、胃体部和幽门部。如图 3-1 所示。

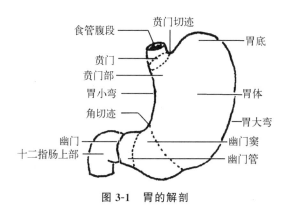

图 3-1　胃的解剖

1. 贲门　贲门口为胃的入口,距切牙约为 40cm,其位置系胃相对固定的部分。与食管腹段相连接,食管腹段长 1～2.5cm,右侧缘下续胃小弯,左侧缘与胃大弯的起始部构成锐角,即食管胃底角(His 角),也称贲门切迹。食管腹段前面及两侧为腹膜所覆盖,但在后壁有部分区域裸露,腹膜于此形成膈食管韧带,继之向左移行为胃膈韧带。食管下段的环形肌斜行延伸至胃,在贲门处增厚而形成一肌性高压区,称贲门括约肌。解剖学上即食管和胃连接处的定位,也是胃最近端的部分。

贲门部是指贲门附近的胃部。在大体解剖学上,贲门部与胃的其他部分没有明显界线,但组织学可以根据贲门腺来确定。贲门腺分泌碱性黏液,有别于其他胃腺体的分泌液。

2. 胃底　从贲门平面向左上方凸起的胃部称胃底,亦称胃弯。人体直立时,胃底居膈左弯下方,左侧第 6 肋间水平。是贮存胃酸的功能部分。

3. 胃体　胃体上连胃底,下接幽门部,是胃的主要部分。胃体和幽门部的分界标志为从胃小弯侧的角切迹向左下方引一假想线,通常至胃大弯开始转为近于横向走行。

4. 幽门　幽门口为胃的出口,其直径约为 1.7cm,从外形上可见此处因胃腔缩细形成的幽门缩窄,以及行于幽门缩窄环浅沟内的幽门前静脉,两者是胃和十二指肠的分界标志。通常人体直立时,位于第 2～3 腰椎平面,正中平面右侧 2～3cm 处。人体仰卧时位于第 1 腰椎下缘,正中平面右侧 1～3cm 处,居右侧第 8 肋软骨尖深面。

胃壁环形肌层于此处增厚,形成幽门括约肌。增厚的幽门括约肌连同其内面的黏膜及黏膜下层突向内腔,形同瓣膜,称幽门瓣,具有控制胃内容物排空速度和防止胃十二指肠内容物反流入胃的作用。是胃的动力中心和分泌促胃液素的内分泌功能区。

幽门部系指胃体和幽门之间的胃部。该区左侧内腔较为宽大,称幽门窦(幽门前庭),通常是胃体最低的部分;右侧环肌层渐厚,呈长管状,长 2～3cm,称幽门管,两部外表借不明显的中间沟划分。临床上将幽门部称之为胃窦。

日本胃癌研究会从胃癌根治术的角度,将胃分为 A、M、C 三个区域。A 区为胃幽门区(胃下部),M 区为胃体区(胃中部),C 区为胃底贲门区(胃上部)。如图 3-2 所示。

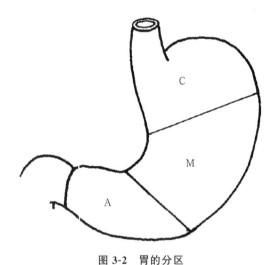

图 3-2　胃的分区

(二)胃壁的构造

胃壁自内向外依次由黏膜层、黏膜下层、肌层和浆膜层所构成。临床上习惯将浆膜层和肌层合称浆肌层,全部四层合称为全层。

正常胃壁全层不超过 1cm,若超过 1cm 者可视为病变。如图 3-3 所示。

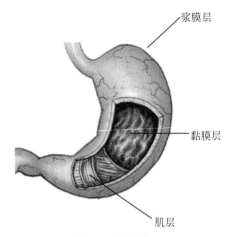

图 3-3　胃壁分层

1. **黏膜层**　胃黏膜层厚 1～2mm,活体胃黏膜柔软,表面光滑,血供丰富呈玫瑰色,但在贲门和幽门附近的黏膜呈浅色。黏膜层包括表面上皮、固有层和黏膜肌层。黏膜肌层使黏膜形成许多皱褶,胃充盈时大多展平消失,从而增加表面上皮面积。胃小弯处 2～4 条恒定纵行皱襞,其形成的壁间沟称为胃路,为食道入胃的途径。固有层系一薄层结缔组织,内含支配表面上皮的毛细血管、淋巴管和神经。胃黏膜是由一层柱状上皮细胞组成,表面密集的小凹陷称为胃小凹,是腺管的开口。柱状上皮细胞分泌大量黏液,保护胃黏膜。不同部位的胃黏膜具有不同腺体和细胞。胃腺可分为贲门腺、幽门腺和胃底腺。构成胃底腺的细胞有壁细胞、主细胞、颈黏液细胞和嗜银细胞。泌酸腺分布于胃底和胃体,由主细胞和壁细胞构成。贲门腺在贲门部,以黏液细胞为主,幽门腺在胃窦和幽门区,以黏液细胞和内分泌细胞为主。胃腺体有五种细胞类型:①壁细胞,分泌盐酸和内因子,主要在胃底和胃体。少量在幽门窦近侧。②黏液细胞,分泌黏液。③主细胞,分泌胃蛋白酶原,主要在胃底或胃体。④内分泌细胞,G 细胞分泌胃泌素,D 细胞分泌生长抑素,EC 细胞释放 5-羟色氨呈嗜银或嗜银染色。⑤未分化细胞。

2. 黏膜下层　胃黏膜下层由疏松结缔组织和弹力纤维构成,内含丰富的血管、神经及淋巴管等。

3. 肌层　由三层不同方向的平滑肌组成。由内向外依次为斜肌层、环肌层和纵肌层。斜肌层,呈"n"形,环绕贲门切迹,并于该处略见增厚,两侧向右下方散布于胃小弯侧的前后壁。由此斜肌层具有维持贲门切迹的作用,当其收缩时有助于贲门口的关闭,参与阻止胃内容物返流入食管;环肌层,环形包绕胃,形成完整一层,在幽门管段明显增厚形成幽门括约肌,其肌环厚 6～8mm;纵形肌,相对较薄,在贲门处与食管的纵肌层相延续,向下呈放射状在胃壁辅开。纵肌层以胃大小弯处相对较厚,其中小弯侧的纵肌与十二指肠的纵肌相延续,而大弯侧的纵肌与十二指肠的纵肌相交织,对幽门口有开启作用。在胃体部上面和后下面几乎无纵肌存在。在纵肌和环肌之间,有肌间神经丛(奥氏丛)。如图 3-4 所示。

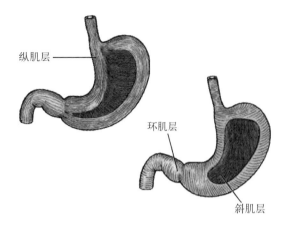

图 3-4　胃的肌层

4. 浆膜层　浆膜层即包于胃表面的腹膜脏层。覆盖胃表面的浆膜层借菲薄的浆膜下组织紧附于胃肌层,其间有血管和神经等穿行。

(三)胃的血供

1. 胃的动脉　胃动脉数目较多,血供丰富,主要来自腹腔动脉及其分支。主要有胃左、胃右及胃网膜动脉、胃短动脉和胃后动脉等。如图 3-5 所示。

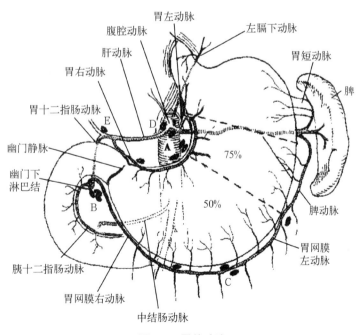

图 3-5　胃的动脉

（1）胃左动脉大多起自腹腔动脉干，少数起自腹主动脉和肝左动脉，为血供最大的胃动脉。在小网膜后壁向左上走行至贲门平面跨过小网膜腔至胃小弯，在该处食管升支与食管动脉相吻合，然后再分为前后两支沿胃小弯前后侧向下与胃右动脉吻合，形成胃小弯侧动脉弓。沿途发支供应胃小弯前上壁和后下壁。

（2）胃右动脉来自肝固有动脉。起始多经胆总管和肝总动脉左侧、门静脉前方，入小网膜向下行至幽门口处。沿胃小弯左行，在胃后壁浆膜下与胃左动脉相吻合。胃右动脉常有分支与胃十二指肠后动脉的降支吻合。胃右动脉及其属支供应胃幽门及小弯侧下部的胃壁。

（3）胃大弯侧的动脉弓由胃网膜左右动脉及胃短动脉组成。胃网膜右动脉起自胃十二指肠动脉，在胰头前方下行，于幽门处经网膜囊右侧缘进入胃结肠韧带内，沿胃大弯向左与胃网膜左动脉在胃大弯中点附近或大弯中、上1/3段交接处相吻合。这一吻合部位的血管较少，又称为无血管区。与胃网膜后动脉吻合形成Barkow动脉弓，构成胃血供的侧副通道。

胃网膜左动脉起自脾动脉，在胃结肠韧带内沿胃大弯向右下行走。

胃短动脉来自脾动脉，有2～5支，经脾胃韧带至胃大弯上部。供应胃大弯胃前上壁和后下壁。

（4）胃十二指肠动脉来自肝动脉，在十二指肠后面与胰腺之间下行至十二指肠第1段下缘时分为胰十二指肠上前动脉与胃网膜右动脉。胃大弯的动脉弓分出许多胃支至胃的前后壁。这些分支进入胃壁，在胃壁各层尤其是黏膜下层内有广泛吻合交通，因而胃壁的血供十分丰富。

（5）胃后动脉，起自脾动脉中1/3段或左侧1/3段，多数为1支，在腹后壁层深面上行，经胃膈韧带至胃后下壁，分布于贲门、胃底和食管腹段的后壁及小弯侧的后下壁。

2. 胃的静脉　胃静脉自胃黏膜层的毛细血管逐级汇合形成，最后伴动脉穿出胃壁（与动脉名称基本一致），分别回流至门静脉、脾静脉和肠系膜上静脉。胃壁小静脉在黏膜下层、肌层和浆膜层内存在广泛的吻合，形成静脉丛。在食管胃连接处的静脉丛通过食管静脉丛向上汇入奇静脉，向下连接胃左静脉食管支，形成门静脉系和腔静脉系的侧支途径，门静脉高压时，该处静脉丛明显曲张。胃左静脉起于角切迹附近，由前后两支汇合成，与胃左动脉伴行，汇入门静脉。胃右静脉，收集幽门部和胃大弯下半段胃前上壁和后下壁及大网膜的静脉血液。胃网膜右静脉在胃结肠韧带内与同名动脉伴行，在胰颈下方汇入肠系膜上静脉；胃网膜左静脉，收集胃大弯中份胃前上壁和后下壁以及大网膜的静脉血液，在胃结肠韧带内，与胃网膜动脉伴行，经胃脾韧带汇入脾静脉起始部；胃后静脉，1～3支，收集贲门、胃底和胃体上部近小弯侧后下壁的静脉血液，与胃后动脉伴行，经胃膈韧带汇入脾静脉；胃短静脉，4～5支，收集胃底和大弯侧胃体上份的静脉血，经胃脾韧带汇入脾静脉。与食管静脉丛相交通，在门-奇静脉断流术时应予结扎。如图3-6所示。

（四）胃的淋巴引流

胃的淋巴引流区域与胃的动脉供血区域一致，但其流向与动脉相反。胃毛细淋巴管始于胃黏膜层，并在其间形成丰富的毛细淋巴管网，汇经黏膜下层淋巴管网和基层淋巴管，至浆膜下网和浆膜层。胃集合淋巴管随血管分支伴行离开胃壁，经淋巴管汇流至胃周围区域淋巴结，分为4组：①胃大弯右侧2/3区域的淋巴结沿胃网膜右动脉汇流至位于胃结肠韧带内的胃下淋巴结及幽门下淋巴结，再沿胃十二指肠血管汇流至肝和腹腔淋巴结；②胃大弯左侧1/3区域淋巴液沿胃网膜左动脉汇流至位于胃结肠韧带和脾胃韧带内的胰脾淋巴结，再沿脾动脉汇流入腹腔淋

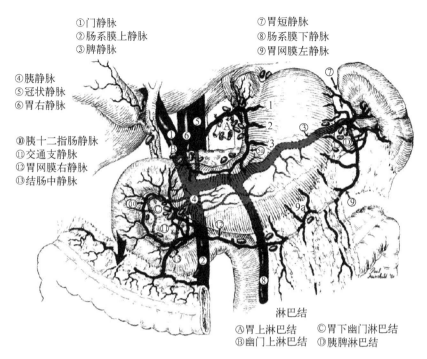

①门静脉
②肠系膜上静脉
③脾静脉

⑦胃短静脉
⑧肠系膜下静脉
⑨胃网膜左静脉

④胰静脉
⑤冠状静脉
⑥胃右静脉

⑩胰十二指肠静脉
⑪交通支静脉
⑫胃网膜右静脉
⑬结肠中静脉

淋巴结
Ⓐ胃上淋巴结　Ⓒ胃下幽门淋巴结
Ⓑ幽门上淋巴结　Ⓓ胰脾淋巴结

图 3-6　胃的静脉

巴结;③胃小弯上 2/3 区域淋巴液沿胃左动脉汇流至胃上淋巴结和贲门部淋巴结,再汇流入腹腔淋巴结和食管旁淋巴结;④胃小弯下 1/3 区域淋巴液沿胃右动脉汇流至幽门上淋巴结,再沿肝动脉汇入腹腔淋巴结。

(五)胃的神经

胃的神经属于内脏神经,包括内脏运动(内脏传出)纤维和内脏感觉(内脏传入)纤维。内脏运动纤维又称为植物性神经,由交感神经和副交感神经两部分组成,共同管理胃的活动和胃液的分泌。如图 3-7 所示。

1. **交感神经**　来自脊髓第 6～10 胸节的侧角内脏运动神经元,在腹腔神经节内与节后神经元换元,节后纤维参与形成腹腔神经丛,伴随腹腔动脉及其分支走行,到达胃及幽门括约肌。交感神经的兴奋能抑制胃的蠕动和减少胃液的分泌。

2. **副交感神经**　来自左右迷走神经。左右迷走神经在肺门下方形成许多分支,这些分支互相交通成为食管神经丛,在食管裂

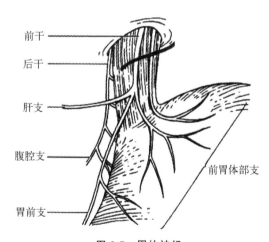

前干

后干

肝支

腹腔支

前胃体部支

胃前支

图 3-7　胃的神经

孔上方食管神经丛的纤维重新汇合成为前后迷走神经干,一前一后沿食管右半侧下降进入腹腔。迷走神经前干紧贴食管前壁,至贲门部胃小弯处的肝胃韧带前层腹膜下分为两支。一支为肝支,沿肝胃韧带的上部分布到胆管和肝动脉周围,部分纤维沿胃右动脉和胃十二指肠动脉分布到幽门部,十二指肠近

33

端和胰腺头部；另一支为胃前神经（前
Latarjet神经），沿胃小弯下行，同时向胃的
前壁分出胃支，至胃窦部小弯侧时最后分成
3～5个小支支配胃窦部的前壁，又称为前
"鸦爪"支。迷走神经后干行走于食管右后方
的结缔组织中，至贲门部肝胃韧带后层腹膜
下亦分为两支。一支为腹腔支，沿胃左动脉
到腹腔神经丛，再沿肠系膜上动脉到达小肠
和右半结肠，部分纤维沿胰十二指肠下动脉
至胰腺、十二指肠和幽门；另一支为胃后神经
（后Latarjet神经），沿胃后壁小弯侧下行，并
分出胃支到胃体后壁，终末支亦分成3～5支
即后"鸦爪"支，支配胃窦部后壁。支配胃体
部的迷走神经还有些来自沿食管壁下行的小
支，这些神经称为膈上胃支。

迷走神经的副交感神经兴奋时，胃的蠕
动和胃酸分泌增加，幽门括约肌松弛。

3. 传入神经　胃的内脏感觉冲动因其
性质不同，分别随交感神经和副交感神经
走行。传递胃痛觉和膨胀觉冲动的传入纤
维随交感神经伴行，进入第7～9胸髓节段，
胃病时可出现心窝部的牵涉痛。传递与饥
饿、饱足与牵拉等感觉冲动的传入神经纤
维随副交感神经走行，其中枢突进入脑干，
止于延髓的孤束核，并同网状结构的呕吐
中枢有联系，因而在牵拉胃时可引起呕吐、
恶心等反射。

（六）胃的毗邻

胃上邻左膈顶，下抵横结肠。贲门和幽
门的位置较固定。贲门位于第11胸椎左侧，
幽门在第1腰椎右侧。胃大弯的位置随胃充
盈的情况而异，其下缘最低点可降至脐或脐
以下平面。胃前壁右侧部为肝左叶下面所遮
盖。胃前上壁左份与左肋缘和膈的起始部相
邻，并借膈与心包、左胸膜腔、左肺底及左侧
第6～9肋和肋间结构间接相邻。此结构围
绕胃穹形成讨贝（Traube）间隙。该间隙的
右上界是肝左叶的前下缘；上界是左膈窦和
左肺底；下界是左肋缘；后界是脾前上缘。胃

底部紧邻膈和脾。胃后壁隔网膜囊与众多器
官相邻接，由下向上依次是横结肠、胰、左肾
和肾上腺、脾等。这些器官构成胃床。如
图3-8所示。

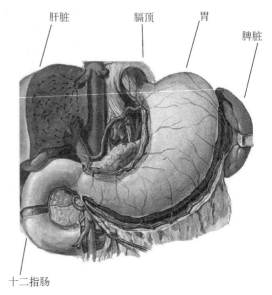

图3-8　胃的毗邻

（七）胃周围的腹膜结构

胃的前后壁均有腹膜覆盖，腹膜自胃大、
小弯移行到附近器官，即为网膜和韧带。

1. 网膜和网膜囊

（1）小网膜：是连于肝门与胃小弯、十二
指肠上部之间的双层腹膜结构，左侧连于肝
门与胃小弯之间的部分称肝胃韧带，内有胃
左、右血管，胃左、右淋巴结、神经和淋巴管
等，右侧连于肝门与十二指肠上部之间的部
分称肝十二指肠韧带，内有肝固有动脉、胆总
管、肝门静脉、神经和淋巴管走行，在十二指
肠韧带的后方，用示指可探测到一孔洞，叫网
膜孔。

（2）大网膜：是连接胃大弯至横结肠的腹
膜，呈围裙状遮被空、回肠。大网膜共四层，
包括胃前、后壁的腹膜在胃大弯处愈合，形成
大网膜的前两层，向下延伸至脐平面稍下方，
然后向后上折返，包被横结肠，形成大网膜的
后两层。在胃大弯与横结肠之间的大网膜只

有两层,称为胃结肠韧带。内有胃网膜血管走行。大网膜组织内含有吞噬细胞,有重要的防御功能。

(3)网膜囊:是位于小网膜和胃后方的扁窄间隙,又称小腹膜腔。为腹膜腔的一部分,是一前后扁狭的囊,其前壁自上向下依次为小网膜、胃、十二指肠上部和大网膜的前两层;后壁为覆盖于胰、左肾上腺、左肾的腹膜、横结肠、横结肠系膜及大网膜后两层;上壁是肝尾状叶和膈的壁腹膜;下壁为大网膜前后两层返折处;左壁为脾,胃脾韧带和脾肾韧带;右壁不明显,经网膜孔(Winslow孔)与大腹膜腔相通。网膜囊以外的腹膜腔称大腹膜腔。网膜孔是网膜囊与大腹膜腔的唯一通道,直径约3cm,可容1~2指头通过。

2. **胃的韧带**

(1)肝胃韧带与肝十二指肠韧带:肝胃韧带连接肝左叶下横沟和胃小弯,肝十二指肠韧带连接肝门与十二指肠,共同构成小网膜,为双层腹膜结构。肝十二指肠韧带中含胆总管,肝动脉和门静脉。

(2)胃结肠韧带:连接胃和横结肠,向下延伸为大网膜,为四层腹膜结构。大网膜后层与横结肠系膜的上层相连,在横结肠肝区与脾区处,二者之间相连较松,容易解剖分离;而在中间,两者相连较紧,解剖胃结肠韧带时,注意避免伤及横结肠系膜中的结肠中动脉。

(3)胃脾韧带:连接脾门与胃大弯左侧,内有胃短血管。

(4)胃膈韧带:由胃大弯上部胃底连接膈肌,全胃切除术时,游离胃贲门及食道下段需切断此韧带。

(5)胃胰韧带:胃窦部后壁连接胰头颈部的腹膜皱襞,此外,胃小弯贲门处至胰腺的腹膜皱襞,其内有胃左静脉。在门静脉高压时,血液可经胃左静脉至食道静脉、奇静脉流入上腔静脉,可发生食道胃底静脉曲张。

二、手术的适应证、禁忌证

胃大部切除术是我国治疗溃疡病常用的手术方法,多年来临床经验证明疗效比较满意。传统的胃大部切除范围是胃的远侧的2/3~3/4,包括胃体大部、整个胃窦部、幽门及十二指肠球部。溃疡病灶本身的切除并非绝对必须,在切除技术有困难时,可以加以旷置,如手术后食物不再通过,所以旷置的溃疡可以逐渐愈合。

(一)手术绝对适应证

(1)内科正规治疗无效的十二指肠球部溃疡,这些大都是穿透性、顽固性的溃疡。

(2)各种胃溃疡经内科治疗4~6周无效。

(3)溃疡病急性大出血,或反复呕血,有生命危险。

(4)溃疡病急性穿孔,在12h内,腹腔污染不重,病情允许,条件具备。

(5)胃十二指肠溃疡并发幽门梗阻,严重影响进食及营养。

(6)应激性溃疡经药物治疗无效,出现急性大出血或穿孔。

(7)溃疡病有恶变的可疑。

(二)手术相对适应证

(1)多年的溃疡病患者反复发作,病情逐渐加重,症状剧烈。

(2)虽然严格的内科治疗而症状不能减轻,溃疡不能愈合,或暂时愈合而短期内又复发。

(3)其他社会因素如病人的工作性质,生活环境,经济条件等,要求较迅速而根本的治疗。

(三)胃大部切除术的禁忌证

(1)单纯性溃疡无严重的并发症。

(2)年龄在30岁以下或60岁以上又无绝对适应证。

(3)年老体弱伴重要器官有严重病灶,而不能耐受手术。

（4）精神神经病患者而溃疡又无严重的并发症。

（5）胃十二指肠球部穿孔超过 12h，腹腔污染严重。

三、术前准备、麻醉方法与体位

手术前准备是胃手术期中最重要的一个步骤。病人全身情况的判断、耐受手术能力的评估、手术时机的选择、手术安全性的评价等直接影响手术的成功与否。

（一）手术前一般准备

1. 心理准备　包括病人对手术的心理承受能力准备和医生对手术全面的认识的准备。

（1）作为医生，在考虑手术时，首先和病人建立良好的交往和信任关系。增进与病人及家属的交流，对病人的病情、诊断、手术方法、手术的必要性、手术的效果及可能发生的并发症及预防措施、手术的危险性、手术后的恢复过程及预后，向病人及家属交待清楚，以取得信任和配合，使病人在良好的心理状态下接受手术。

（2）充分尊重病人自主权的选择，应在病人"知情同意"的前提下采取诊断治疗措施，在病人没有知情同意前，不宜做任何手术或有损伤的治疗。

2. 术前估计　疾病诊断明确，需要进行手术时，要考虑到手术的治疗作用，同时也需考虑手术发热危险性。对病人的生理状况有全面了解，以判断其手术耐受能力。根据术前检验检查，如血常规、凝血系列、心电图及心肺功能等。对手术的危险性进行评估，将病人耐受手术的能力分为三类：优良，全身情况较少，重要脏器无器质性病变，病人耐受手术能力好；中等，病人全身情况尚可，重要器官存在代偿性病变，需经过相应的准备才能安全地进行手术；不良，病人全身情况欠佳，重要脏器严重损害，术前必须做好充分准备才能手术，同时应注意选择手术范围小的手术方式。

3. 生理准备　胃肠道手术病人需做好常规生理准备。术前练习床上大小便，咳嗽和咳痰方法，术前两周开始停止吸烟；手术前 1～2 天进全流无渣饮食，术前 12h 禁食，4h 禁饮。术前留置胃肠减压管；存在幽门梗阻的病人，术前需 3% 高渗盐水连续洗胃三天；术前备血；手术前手术切口标记；术野皮肤准备。

（二）手术前特殊准备

对耐受力不良的病人，除了要做好术前一般准备，还需警惕有无其他伴发疾病，并做各种特殊准备，具体如下。

1. 营养不良　营养不良病人蛋白质缺乏，耐受失血和休克等的能力降低，易引起组织水肿，影响愈合，且易并发严重感染，应在手术前予以纠正，争取达到正氮平衡状态。

2. 心血管疾病的处理　老年人常伴有心血管疾病。通常认为 3 个月内发生过心肌梗死者为手术绝对禁忌证。心律失常不是绝对手术禁忌证，单纯右束支传导阻滞可不需特殊处理，伴心动过速或过缓时需进行治疗，必要时安装临时起搏器；高血压病人血压在 160/100mmHg 以上时，可能在诱导麻醉或手术时出现脑血管意外或急性心力衰竭危险，需应用降压药，使血压降到上述范围以下，但不必降到正常后才做手术。心脏病人的手术死亡率是一般病人的 2.8 倍。心脏病的类型不同，其耐受力也各不相同。耐受力良好的心脏病包括非发绀型先天性心脏病、风湿性和高血压心脏病。耐受力较差的心脏病包括冠状动脉粥样硬化性心脏病，房室传导阻滞易发生心脏停搏。耐受力甚差的心脏病包括急性心肌炎、急性心肌梗死和心力衰竭，除急症抢救外，手术应推迟。

3. 呼吸系统疾病处理　呼吸功能不全的主要表现是稍微活动就发生呼吸困难，哮喘和肺气肿是最常见的两种慢性病。对严重肺功能不全者，术前应做血气分析和肺功能检查，对伴有感染者，必须得到控制方可手术。

4. 糖尿病的处理　糖尿病患者对手术耐受性差，麻醉及手术可使血糖进一步升高，导致酮症酸中毒；同时因抗感染能力低下，术后容易发生吻合口愈合不良，导致吻合口瘘。术前需了解患者有无糖尿病及其程度，有无并发症。通常认为术前血糖 5.6～11.2mmol/L 内较好。如病人术前接受口服降糖药或长效胰岛素治疗，术前应改用短效胰岛素。

5. 肝脏疾病的处理　肝脏是人体的代谢及解毒中心，肝脏功能的正常与否影响手术成功及预后的判断。术前需根据血浆蛋白水平、凝血酶原时间、血清胆红素水平；腹水情况、肝脏转氨酶水平等检验指标对肝功能代偿情况进行评估，如肝功能失代偿，术前需进行保肝治疗。增加肝糖原储备量，输注人血白蛋白以提高血浆白蛋白水平，给予各种维生素以改善葡萄糖和氨基酸的代谢，改善凝血机制。通常临床上以血浆白蛋白在 30g/L，凝血酶原时间不少于正常的 50%，血清胆红素低于 30μmol/L，无腹水或少量腹水，就可以考虑给病人施行手术。

6. 体液代谢及酸碱代谢失衡的处理　手术前需对病人的水电解质及酸碱平衡情况加以了解，同时根据手术的紧迫性进行调整。限期手术者，可纠正到正常或接近正常的生理状态。急诊手术者，应短时间内给予必要的纠正，以保证麻醉及手术的安全。但同时需要避免纠正过快而出现的并发症，如肺水肿，急性脏器功能衰竭等。

（三）麻醉方法

1. 麻醉的选择　对身体状况较好的青壮年病人，一般可选择持续性硬膜外麻醉，以获得较好的腹壁肌肉松弛，而且手术后的管理也比较简单，这对没有全麻设备或还没有建立重症监病房的基层医院适用。静脉复合麻醉既能消除病人对手术的恐惧心理，又能保证充足的氧供和呼吸交换，以保持良好的

血流动力学，再给予肌肉松弛药物，就能为手术提供良好的环境。

2. 特殊危重病人的监测及处理

（1）老年人术中监测及处理：术中常规监测病人的呼吸、脉搏及血压；估计手术时间比较长者，应留置导尿，观察尿量；心电监护以了解有无心律失常；术中尽量保持血压平稳，防止过高或过低的现象，从而导致心、脑血管意外发生。

（2）呼吸系统疾病患者术中监测及处理：为维持正常的呼吸功能，通常选择静脉复合麻醉，避免使用对呼吸道有刺激性的药物，并注意呼吸调节控制，及时吸出呼吸道分泌物，以保持呼吸道通畅。术中输液不能过量，预防急性肺水肿；如患者有哮喘，并处于持续状态，应静脉给予支气管解痉药物，必要时可给予激素治疗；伴有肺部感染，且手术时间较长者，需术中追加抗生素剂量。

（3）糖尿病的术中监测及处理：注意手术过程中诱发低血糖，同时避免因术中输糖水过多而导致血糖升高。手术中监测血糖，同时注意水电解质平衡，防止高渗性脱水和酮症酸中毒的发生。

（4）心血管疾病的术中监测及处理：对患有心血管疾病的患者，选用麻醉药物时应特别注意，避免使用对呼吸有明显抑制作用的麻醉药。麻醉过程中既要防止低血压，缺氧，以保障心肌的氧供；又要防止心动过速，高血压，并监测 CVP、尿量及血气分析。术中血压应以麻醉前血压为基准，血压升高 30mmHg 即为血压过高，降低 25% 即为低血压。心率与收缩压乘积大于 1600 时，提示心肌耗氧量增加，应及时寻找原因，并加以处理。术中出现高血压时，应考虑麻醉是否过浅，镇痛不全，通气不足所致二氧化碳潴留等，并针对诱因加以处理。血压明显升高时，给予硝普钠根据血压情况进行调整；出现低血压时，应加快输液速度以补充血容量，减少麻醉深度，或者暂停手术操作。也可以给予

多巴胺升压治疗。

(四)体位

胃大部手术切除采用平卧体位。

四、手术步骤

胃大部切除的手术方式很多,但基本可分为二大类。毕罗(Billroth)Ⅰ式和毕罗(Billroth)Ⅱ式。胃大部切除术的具体操作,虽然各术者习惯不尽一样,但有着共同遵守的原则。

1. 胃切除范围　胃切除太多可能影响术后进食和营养状态;切除太少,术后胃酸减少不够,易导致溃疡复发。按临床经验一般切除 2/3～3/4 为宜。

2. 吻合口大小　吻合口太小易致狭窄,吻合口太大食物通过太快,易发生倾倒综合征。一般 3cm 约二横指为宜,多余胃端可缝合关闭。

3. 吻合口与横结肠的关系　胃空肠吻合口位于结肠前或结肠后,可按术者习惯,只要操作正确,不会引起并发症。

4. 近端空肠的长度　因空肠近端黏膜抗酸能力相对比远端强,为了避免发生吻合口溃疡,原则上近端空肠越短越好。结肠前术式以 15～20cm 为宜。结肠后术式一般要求近端空肠 6～8cm。

5. 近端空肠与胃大小弯的关系　近端空肠段是和胃小弯还是与胃大弯吻合,可按各术者习惯而定,但吻合口的近端空肠位置必须高于远端空肠,使食物不会发生淤积,如果近端空肠与胃大弯吻合,必须注意将远端空肠段置于近端空肠段的前面,以免术后内疝形成。

(一)手缝法毕罗Ⅰ式胃大部切除术

毕罗Ⅰ式胃大部切除术是 1881 年 Billroth 设计,用来治疗胃窦癌,并首先获得成功,因此得名。1882 年,Von Pydigier 用来治疗幽门部良性病变,获得成功。毕罗Ⅰ式胃大部切除术的原则是切除幽门侧胃大部后,将残胃直接和十二指肠残端吻合。它的

优点是操作较简单,吻合后胃肠道接近正常生理解剖状态,食物仍通过十二指肠,术后由于胃肠道功能紊乱而引起的并发症较少。缺点是当十二指肠溃疡伴有炎症、瘢痕或粘连时,手术较困难。有时为了避免胃十二指肠吻合口的张力过大,切除胃的范围不够,就容易引起溃疡复发。对胃酸分泌高的十二指肠溃疡病人不太适合,故此术式多用于胃溃疡。如图 3-9 所示。

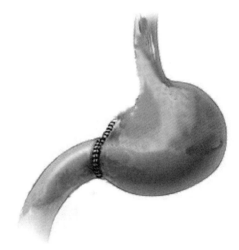

图 3-9　毕罗Ⅰ式吻合

手术步骤如下。

(1)消毒、铺巾,切开腹壁各层组织。

(2)探查腹腔:探查肝、胆囊、胰腺、脾、小肠、结肠及盆腔脏器,了解这些脏器有无病变。仔细探查贲门、胃体、幽门、十二指肠,注意浆膜面是否有星状瘢痕组织,或触扪到凹陷硬块,溃疡与周围组织是否粘连。水肿或穿透邻近脏器,以及所属淋巴结是否肿大等。如溃疡或硬块较大,疑有恶变者,应做快速冰冻病理确诊。根据探查结果再决定手术方式。如若十二指肠球部溃疡切除有困难时,最好行溃疡旷置术。

(3)游离胃大弯确定需行胃切除后即开始行胃的游离。一般从左侧开始游离胃大弯,因胃大弯左侧的胃结肠韧带比较游离,与横结肠系膜之间有较宽的间隙,容易分开。

术者和助手分别将胃和横结肠提起,使胃结肠韧带呈紧张状,在牵拉胃结肠韧带时动作要轻柔,以免牵拉作用力过猛撕裂脾脏。于胃结肠韧带的无血管区剪开一小孔,用手指经此切口进入小网膜腔做指引,握住胃结肠韧带,于胃大弯与胃网膜血管弓之间进行游离,用止血钳向左分离、钳夹、剪断、结扎自胃网膜血管弓走向胃壁的各个分支。直到胃网膜左血管最后 1～2 支处。用电刀锐性解剖幽门窦后壁和胰腺被膜之间的疏松粘连。然后向右分离、钳夹、剪断、结扎自胃网膜血管

弓走向胃壁的各个分支,直至十二指肠球部预切线处。应注意保护横结肠系膜中的结肠中动脉。如图 3-10,图 3-11 所示。

　(4)游离胃小弯:助手用食指和中指从胃后壁伸入小弯缘,将小网膜轻轻向上顶起绷紧,在离小弯缘 2cm 无血管区电刀打开一小孔,用止血钳分离、钳夹、剪断、结扎胃左动脉走向胃壁的各分支、小网膜组织及伴行静脉,直至预切线处。用同样方法处理胃右动脉和网膜组织,直至十二指肠球部预切线处。如图 3-12,图 3-13 所示。

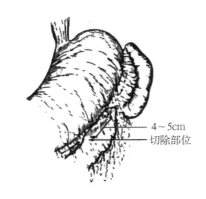

图 3-10　胃大弯侧游离

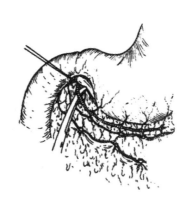

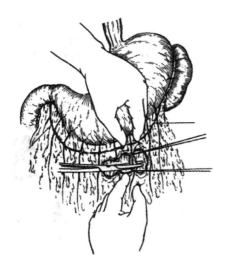

图 3-11　结扎胃网膜右血管

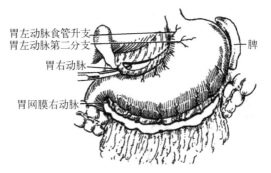

图 3-12　胃小弯侧的游离(切断胃右动脉)

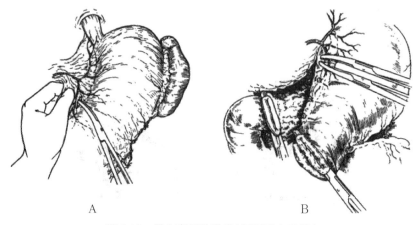

A   B

图 3-13   胃小弯侧的游离(切断胃左动脉)

在游离胃大弯、胃小弯时,可用 LDS 或使用电脑反馈控制双极电刀系统(Ligasure),使要分离的网膜、血管分离、切断、结扎一次性完成,可缩短手术时间。

(5)游离十二指肠球部:胃大小弯游离后,如果溃疡位于十二指肠球部前壁,则后壁与胰腺被膜之间仅少量疏松组织粘连,很容易分离。若溃疡位于后壁时,则粘连较重,需用蚊式钳仔细少量分离、钳夹、剪断、结扎来自胃十二指肠动脉的小分支。疤痕较大时,则用小圆刀锐性解剖,以免损伤胃十二指肠动脉,以此动脉为标志,不再向右游离,避免损伤胆总管和胰腺管。如粘连较重分离困难,则应放弃分离行溃疡旷置术。如图 3-14 所示。

(6)切断十二指肠:用两把 Kocher 钳在幽门处夹住十二指肠,用纱布保护好手术野后,在两钳间切断肠管。用碘伏消毒两断端后,再用纱布暂时保护好两断端。远断端留置一边。将近断端向左上翻起,锐性解剖胃后壁与胰腺被膜之间粘连。如脾脏与周围粘连,可先松解粘连,直至胃与十二指肠吻合无张力。如图 3-15,图 3-16 所示。

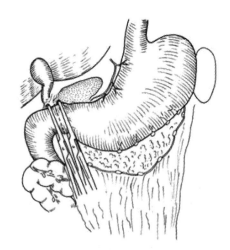

图 3-15   夹闭十二指肠球部

(7)切除胃大部:在胃预切线远端大小弯缘各夹一把组织钳,将胃牵拉呈紧张状,用大纱布保护好手术野。在胃大弯侧预切线处,夹两把 Kocher 钳(钳夹组织宽度,应与十二指肠断端口径一致)。在两钳间切断胃大弯

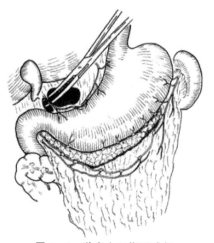

图 3-14   游离十二指肠球部

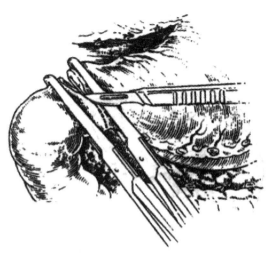

图 3-16　切断十二指肠球部

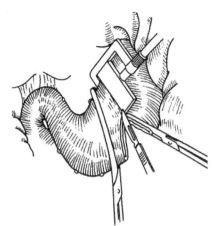

图 3-18　切除胃大部

组织,再将两把 Kocher 钳或长弯钳自大弯切口向小弯侧夹住胃组织,在两钳间切除胃大部。亦可用直线切割闭合器缝合、切割一次性完成。若后壁溃疡有缺损时,应整形缝合。如图 3-17,图 3-18 所示。

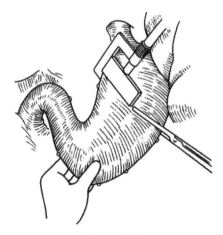

图 3-17　夹闭胃大部

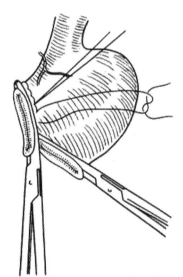

图 3-19　全层关闭胃小弯侧残端

(8)关闭胃小弯侧残端:用 4 号丝线间断、扣锁全层内翻缝合胃小弯侧残端。用 0/1 或 4 号丝线间断缝合小弯侧浆肌层。如图 3-19,图 3-20 所示。

(9)胃残端十二指肠吻合:胃与十二指肠吻合如有张力,可做 Kocher 切口,游离十二指肠,使之与胃壁靠拢。亦可距吻合

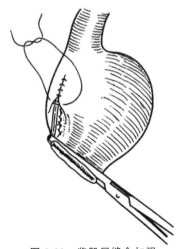

图 3-20　浆肌层缝合加强

41

口2～3cm处,用4号丝线将胃后壁浆肌层与胰头部被膜缝合固定3针。如图3-21,图3-22所示。

(10)将胃大弯侧残端与十二指肠远断端靠拢,距切缘0.5cm,用1号丝线间断缝合吻合口后壁浆肌层,依次松开夹住十二指肠断端和胃残端的Kocher钳,结扎或缝扎止血。胃断端应仔细止血,以免手术后吻合口出血。然后用4号丝线或0/3可吸收缝线间断或连续全层内翻缝合吻合口。用0/1号丝线间断缝合吻合口前壁浆肌层。在缝吻合口小弯侧"三角区"时,最好采用半荷包缝合,打三个结,以防线结松脱,致吻合口瘘。现多数学者

主张用可吸收缝线连续缝合胃十二指肠浆肌层和全层。亦可用管状吻合器吻合。

(二)手缝法毕罗Ⅱ式胃大部切除术

毕罗Ⅱ式胃大部切除术是Billroth 1885年首先创用,并获成功,由此命名。其手术原则是胃大部切除术后,将残胃与近侧空肠吻合,十二指肠残端关闭。其优点是能切除足够多的胃组织,而且吻合口张力不大;即使十二指肠球部溃疡旷置,也能自行愈合;适合于各种胃十二指肠溃疡,尤其是后壁穿透性溃疡粘连较重,与周围组织器官不易分离的胼胝性溃疡。缺点是不太符合正常的解剖生理。如图3-23所示。

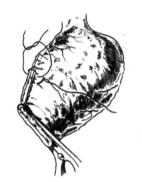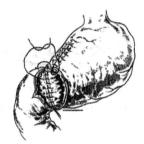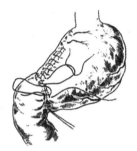

图3-21 胃残端十二指肠吻合

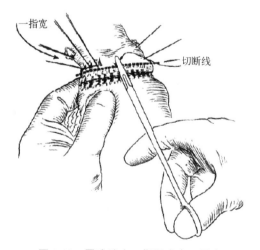

图3-22 胃残端十二指肠吻合口固定

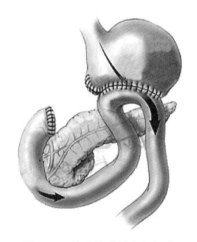

图3-23 毕罗Ⅱ式胃大部切除

手术步骤如下。

(1)游离胃大小弯、切断十二指肠、胃的大部分切除与毕罗Ⅰ式胃大部切除基本相同。所不同的是十二指肠残端要关闭,胃残端与近端空肠吻合。

(2)关闭十二指肠残端:关闭十二指肠残端的方法很多,较常用的有连续缝合法、间断扣锁缝合法、缝合器关闭法、Bancroft法、Nissen法、Marshall法、十二指肠残端造瘘法。如图3-24,图3-25所示。

(3)胃左动脉切断及胃切除:将胃远端向左侧翻开,切断肝胃韧带左侧部分,分开胃体后壁与胰体尾表面的粘连,显露出胃左动脉。通过与胃小弯之间的间隙钳夹胃左动脉,切断结扎。也可以在胃左动脉分为前后支处分别切断结扎。如图3-26所示。

(4)结肠前胃与空肠吻合:将横结肠提起沿其系膜根部相当于第1腰椎左侧找到屈氏韧带及空肠起始部,距屈氏韧带15~20cm空肠壁肠系膜对侧缝两针牵引线作为吻合口的标志。将该段空肠在结肠前面上提与胃残端靠近。空肠系膜与横结肠系膜的下面用不可吸收线固定缝合3~4针,以防内疝形成。将胃残端的有齿血管钳向前面翻转暴露出胃残端后壁。将空肠与胃后壁靠拢,空肠输入段对胃小弯。用0/1号不吸收线行胃后壁与空肠的浆肌层间断缝合,缝合线应距有齿血管钳0.5~1cm。沿有齿血管钳切开胃壁浆肌层,缝扎黏膜下血管并切除胃残端被钳夹的组织同BillrothⅠ式手术。胃及空肠侧各上一把肠钳暂时夹闭胃肠腔,距浆肌层缝合线0.3cm并与其平行切开空肠壁。其长度

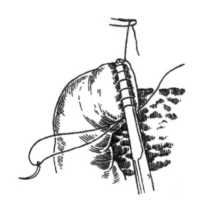
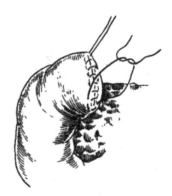

图3-24　关闭十二指肠残端

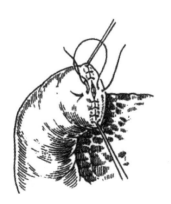
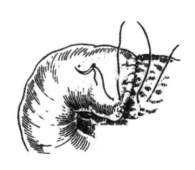

图3-25　关闭十二指肠残端

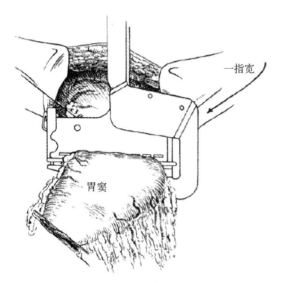

图 3-26 胃左动脉切断及胃切除

应与胃残端口相等。然后缝合吻合口后壁，用 3-0 号不吸收线行后壁全层的间断缝合。进针处不能超过浆肌层的缝合线。再转向吻

合口前壁，亦用 3-0 号不吸收线行全层间断缝合。除去肠钳，再用 0/1 号不吸收线完成前壁的间断浆肌层缝合。吻合口与胃残端缝合口交界的三角区加一针浆肌层荷包缝合。如图 3-27 所示。

（5）结肠后胃与空肠吻合：提起横结肠，显露结肠系膜及其血管。于结肠中动脉左侧无血管区横结肠系膜上做十字形切开，长为 5～7cm。找到空肠近端。于屈氏韧带下 5～10cm 空肠的对系膜侧肠壁缝两针牵引线，两线之间为切开及吻合处。将胃残端向上翻转暴露胃后壁。将横结肠系膜切口的后半部与胃后壁固定缝合 5～6 针，缝合线应距胃残端 5～6cm。将空肠的牵引线通过横结肠系膜孔把空肠拖到横结肠系膜上面并与胃残端靠拢。行胃空肠吻合，将胃残端的有齿血管钳向前翻转显露胃残端后壁，与空肠靠拢。用 0/1 号不吸收线行浆肌层间断缝合。缝合

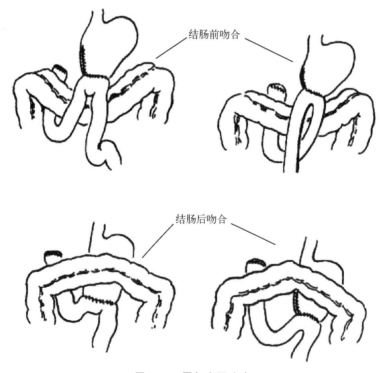

图 3-27 胃与空肠吻合

线距有齿血管钳 0.5～1cm。沿有齿血管钳切开胃后壁浆肌层,缝扎胃黏膜下血管,再切开胃前壁浆肌层,缝扎黏膜下血管,切除被钳夹的胃残端边缘。这些步骤与 Billroth Ⅰ 式吻合相同。于胃和空肠侧各上一把肠钳。于距浆肌层缝线约 0.5cm 并与其平行切开空肠壁。切口长度应与胃残端口相等。然后缝合吻合口后壁,用 3-0 不吸收线做全层间断缝合。吻合口前壁亦用 3-0 不吸收线做全层间断缝合。松开空肠及胃上的肠钳。再用 0 号不吸收线行吻合口前壁的浆肌层间断缝合,两角处加强缝合。至此吻合已完毕。将吻合口部置于横结肠系膜孔的下方,将横结肠系膜孔的前缘上提与胃前壁缝合固定。缝合处应距吻合口 5～6cm。如图 3-27 所示。

(三)吻合器法毕罗Ⅰ式胃大部切除术

(1)胃与十二指肠的游离方法同手缝法。

(2)胃与十二指肠游离后,先行胃体部横断。于胃小弯侧预定横断线处缝一牵引线做标志。胃大弯侧用组织钳夹住向下牵引,调整好鼻胃管的位置,使位于切断线以上,以免被缝合器钉住。从胃小弯侧沿预定切断线上一把直线切割缝合器,夹住胃前后壁的小弯侧,留下胃大弯侧 4～5cm,上一把有齿血管钳,钳尖端应与切割闭合器前端靠拢。击发完成缝合、切断胃小弯。胃远端上肠钳,沿有齿血管钳远侧切断胃壁,将胃远端向右侧翻开,可见胃残端的两排整齐的钛钉缝合线。如有活跃的出血点,可用细的不吸收线做"8"字形缝合止血。然后再加不吸收线浆肌层缝合。

(3)切断十二指肠:于十二指肠远端上一把肠钳,在幽门下方切断十二指肠并去除胃的远端。十二指肠残端用 6 号不吸收线做全层绕边的荷包缝合备用。如图 3-28 所示。

(4)用管状吻合器行胃十二指肠吻合:将胃残端大弯侧的有齿血管钳松开,边沿用不吸收线缝扎止血及牵引,用吸引器吸净胃腔内的积液。于胃后壁大弯侧距残端 3～4cm

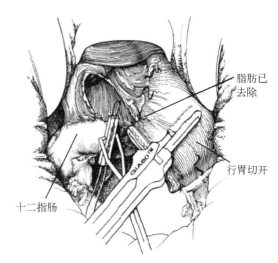

脂肪已去除

行胃切开

十二指肠

图 3-28　切断十二指肠

处用弯血管钳由胃内向外戳一小口,将抵针座的中心杆经此口插入胃腔再从胃残端引出,助手握住中心杆,将抵针座放入十二指肠残端。收紧结扎荷包缝合线使十二指肠残端均匀地分布被结扎于中心杆并包绕抵针座。用一把血管钳靠抵针座夹住中心杆使其固定,将吻合器器身套于中心杆上,顺中心杆经胃残端进入胃腔。将吻合器器身向前推进使针座与抵针座靠近,同时使胃后壁与十二指肠靠拢,旋转尾端螺丝,调节间距至 1～2mm,然后"击发"完成吻合。取出吻合器、从胃残端可以看到吻合口,观察吻合口有无出血,如有出血可用 0/1 号不可吸收缝线间断缝扎止血。胃大弯侧残端再用直线切割闭合器缝合关闭,再加不吸收线间断浆肌层缝合。胃残端缝合线与吻合口之间的距离不应<1cm。如图 3-29～图 3-34 所示。

用吻合器行 Billroth Ⅰ 式胃切除术也可用另一步骤来进行。在切断十二指肠后,将管状吻合器通过扩大的幽门管进入胃腔完成胃体后壁大弯侧与十二指肠的吻合。然后再用直线切割闭合器于吻合口以下 1～2cm 处将胃缝闭并切除。采用订书机式胃肠吻合技术完成的吻合口实际上是十二指肠与胃后壁的端-侧吻合。这种吻合方式比较符合十二

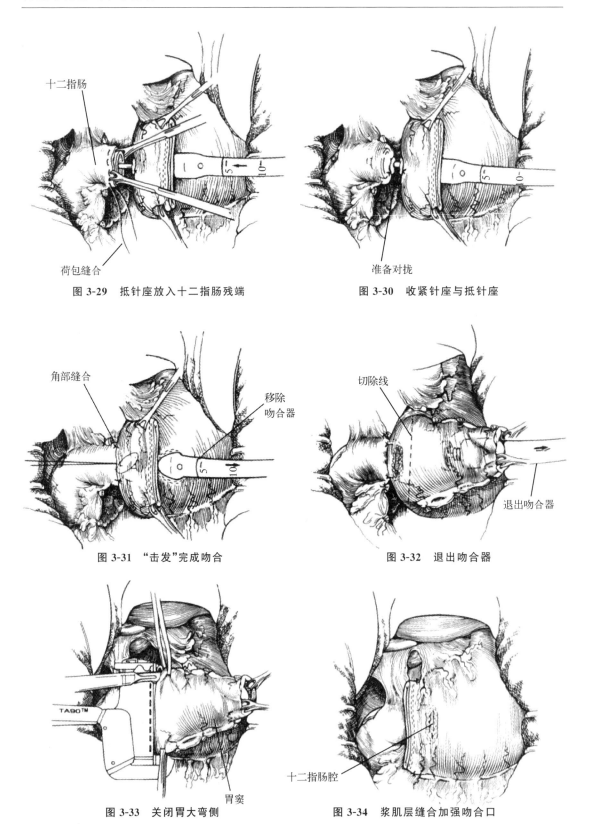

十二指肠

荷包缝合

图 3-29　抵针座放入十二指肠残端

准备对拢

图 3-30　收紧针座与抵针座

角部缝合

移除
吻合器

图 3-31　"击发"完成吻合

切除线

退出吻合器

图 3-32　退出吻合器

TA90™

胃窦

图 3-33　关闭胃大弯侧

十二指肠腔

图 3-34　浆肌层缝合加强吻合口

指肠第 1 段由前向后走行的解剖关系,避免了可能发生的吻合口处扭曲或折叠现象。

(四)吻合器法毕罗Ⅱ式胃大部切除术

(1)胃与十二指肠的游离方法同手缝法。

(2)缝闭及切断十二指肠:用直线切割闭合器置于幽门下预定切断的十二指肠处夹住前后壁,调整间距并"击发"完成缝合并切断十二指肠。去除缝合切割器后可见到十二指肠残端的两排整齐的钛钉缝合线。如有出血点应加不吸收线做"8"字形缝合止血,0/1 号丝线浆肌层包埋十二指肠残端。

(3)横断胃体:于胃体部小弯侧预定切断部位上一把切割闭合器,可根据胃体部的宽度来选择。切割闭合器夹住胃体小弯侧后,大弯侧留出约 4～5cm 的宽度,上一把有齿血管钳。钳尖端应与切割闭合器相接。"击发"完成缝合、切割。沿有齿血管钳的远侧切断胃体,去除胃远端组织。残端小弯侧出血点用不吸收线做"8"字缝合止血,再加不吸收线做浆肌层间断缝合。如图 3-35 所示。

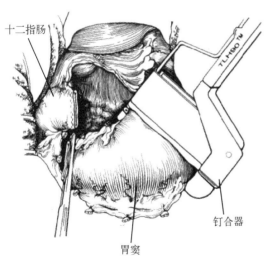

图 3-35　横断胃体

(4)胃空肠吻合(结肠前):提起近端空肠距屈氏韧带 15～20cm 处上一把肠钳暂时夹闭空肠。于对肠系膜侧剪去全层肠壁一小片,直径约 1cm 大小。用血管钳将此切口稍

加扩张,用 6 号不吸收线沿切口边缘做绕边的连续荷包缝合。放开胃残端的有齿血管钳使胃残端开放,吸净胃内容物。用一血管钳进入胃腔于胃后壁大弯侧距残端 3～4cm 处向外戳一小口再将管形吻合器抵针座的中心杆经此孔插入胃腔经胃残端伸出。助手握住中心杆将抵针座经空肠的切口放入肠腔并收紧结扎空肠的荷包缝合线。再将管形吻合器器身套于中心杆上并顺中心杆进入胃腔,顶住并推动胃后壁与抵针座靠近。抵针座与针座靠拢后旋转尾端螺丝调节间距到刻度后"击发"完成吻合。取出管形吻合器后再用切割闭合器关闭缝合、切断胃残端并加不吸收线间断浆肌层缝合。用吻合器行胃空肠吻合时应将空肠输出段放在前方,输入段放在后面。如图 3-36,图 3-37 所示。

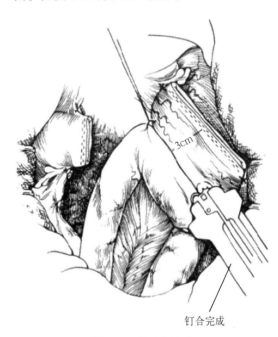

图 3-36　胃空肠吻合

(5)胃空肠 Roux-Y 吻合(结肠前):于屈氏韧带下 15～20cm 处横断空肠并游离空肠远端的肠系膜。保留肠系膜的血管弓使其延长,其长度应以空肠远端经结肠前上提与胃吻合时无张力为宜。空肠断端用 6 号不吸收

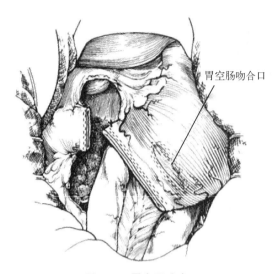

图 3-37　胃空肠吻合口

线做全层绕边的连续荷包缝合备用。于胃大弯侧后壁距残端 4～5cm 处戳一小口将管形吻合器的中心杆经此小孔插入胃腔,再经胃残端伸出。将远端空肠经结肠前上提与胃残端靠近。助手握住管形吻合器的中心杆将抵针座置入空肠断端,术者将空肠的荷包缝合线收紧结扎使空肠壁均匀地包绕抵针座。将管形吻合器器身套在中心杆上,顺中心杆进入胃腔使针座与抵针座靠拢。胃与空肠壁靠拢后,旋转尾端螺丝调整间距至刻度后"击发"完成吻合。取出管形吻合器后胃残端用切割闭合器缝合关闭。用不吸收线加一层浆肌层缝合。至此胃空肠吻合已完成。于远端空肠距胃空肠吻合口 45～50cm 处切开一小口。一般可用剪刀或电刀打开约 1cm 直径大小的全层肠壁,不宜过大。沿此切口的边缘做绕边连续荷包缝合线。开放近端空肠,于距断端 4～5cm 的对系膜肠壁戳一小口,将管状吻合器中心杆经此孔置入肠腔再经肠断端伸出到腔外。将抵针座经远端空肠壁的戳口置入肠腔,同时收紧结扎荷包缝合线。再将管形吻合器器身套在中心杆上,顺中心杆插入肠腔使针座与抵针座靠拢,调节间距至刻度后"击发"完成吻合。取出管形吻合器

后,空肠残端用切割闭合器缝合关闭,并加不吸收线间断浆肌层缝合。至此胃空肠 Roux-Y 吻合已全部完成。如图 3-38 所示。

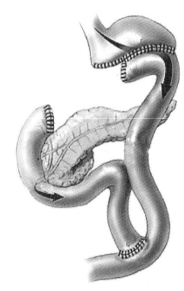

图 3-38　胃空肠 Roux-Y 吻合

五、术 后 处 理

Billroth Ⅰ 或 Ⅱ 式胃次全切除术术后做如下处理。

(1)麻醉清醒后病人应取半卧位。

(2)禁食、持续胃肠减压 2～3 天,记录输入排出量。

(3)静脉输液,维持营养及水、电解质平衡。术前营养情况差或有贫血者适当输血或血浆。

(4)应用广谱抗生素。

(5)术后 3～4 天胃肠道功能恢复后即开始进流质饮食,术后 5～6 天开始进半流质饮食,以后逐步增加饮食量。

(6)其他同腹部外科一般手术后处理。

六、意 外 情 况 处 理

(一)胃大部分切除术的近期并发症及处理

1. 出血　胃手术后出血可发生在胃内,也可在腹腔内。

腹腔内出血大多数是由于手术止血不完善或某一血管的结扎线脱落所致。主要临床表现为手术后早期出现出血性休克症状,如皮肤苍白、出冷汗、呼吸急促、脉搏增快及血压下降等症状。可能出现腹部饱满,叩诊有移动性浊音等。腹腔穿刺吸出大量鲜血即可明确诊断。一旦确诊,应立即手术止血。

常见的胃内出血部位在胃肠吻合口,胃残端缝合口及十二指肠残端。后者多发生于十二指肠溃疡旷置手术后。胃切除手术后从鼻胃管吸出少量的血性液体是常见的,会逐渐减少以至消失。若胃肠减压管吸出的血液较多,应严密观察。如果不断地吸出大量的鲜血,说明胃内有活动性出血,应及时地向胃内灌注去甲肾上腺素盐水溶液行胃冲洗,同时输血及静脉内滴注止血药等。经过这些处理出血大多数都能逐渐停止,若出血不止或出现休克症状,应及时再次手术止血,手术中可将胃前壁切开清除胃腔内的积血及血块。仔细检查、寻找出血部位。多数在胃残端缝合口或吻合口。用不吸收线缝合结扎止血。如果出血来源于十二指肠残端,应拆除残端缝合线检查,止血后重新缝合或经十二指肠残端置管造瘘。

2. 十二指肠残端或吻合口瘘　十二指肠残端瘘多数发生于十二指肠残端处理较困难的病例。输入空肠段狭窄或梗阻也是促成十二指肠残端破裂的重要因素。十二指肠残端瘘的临床表现是术后早期出现腹膜炎症状,如右上腹痛、腹胀、发热及出现腹膜刺激症状。腹腔穿刺吸出胆汁性液体即可明确诊断。一旦发生十二指肠残端瘘,必须及时手术处理。进腹后吸净腹腔内积液,用大量生理盐水冲洗腹腔,于瘘口附近放置双套管及冲洗管冲洗并持续负压吸引。术后持续胃肠减压,给予全胃肠外营养支持或手术中同时行空肠吊置造口给肠内营养,并给广谱抗生素。经过上述处理,瘘口会逐渐缩小并愈合。为防止十二指肠残端瘘,在行 Billroth Ⅱ式

胃切除时应正确处理十二指肠残端。若残端处理困难或估计残端的缝合不可靠,应通过残端插管至十二指肠做外引流。术后 10～14 天导管四周已形成窦道壁后即可拔除导管。吻合口瘘常发生于胃肠吻合口与胃残端缝合口交界的三角区。手术时在该处增加一荷包埋入缝合是必不可少的步骤。吻合口部张力过大也是引起瘘的原因之一。因而在手术时应注意使吻合口部无张力。在行 Billroth Ⅰ式手术时,若发现吻合口张力过大,应将十二指肠外侧的腹膜切开使十二指肠向中线移动以减少吻合口的张力,吻合口瘘的临床表现及处理原则与十二指肠残端瘘基本相同。

3. 梗阻　胃大部分切除术的梗阻并发症常见的有胃排空障碍、输入空肠段梗阻、输出空肠段梗阻和内疝。

(1)胃排空障碍:胃部分切除术后残胃内容物不能通过吻合口进入肠道而发生胃潴留。功能性的或机械性的因素统称为胃排空障碍。由于吻合口过小、内翻过多或扭曲引起吻合口梗阻属机械性梗阻。由于残胃无张力或吻合口炎症水肿引起的梗阻属功能性,往往是暂时性的。胃无张力的原因尚未完全清楚,一般认为与下述因素有关。①胆汁反流引起急性反流性胃炎、吻合口及胃的黏膜水肿、糜烂;②支配胃的迷走神经支被切断,胃的蠕动功能减退;③电解质紊乱,如低血钾及低血钠症;④精神因素及其他不明原因。胃排空障碍的主要临床表现为上腹部饱胀及呕吐。机械性的吻合口梗阻常在停止胃肠减压后出现症状。功能性的排空障碍多发生于术后 7～10 天。病人开始进半流质饮食后即出现上腹饱胀及呕吐,胃造影检查可见造影剂在胃内潴留,不能通过吻合口。纤维胃镜检查对于鉴别机械性或功能性梗阻有重要作用。只要不是机械性的吻合口梗阻应坚持非手术治疗,行持续胃肠减压,用生理盐水或 2% 碳酸氢钠溶液洗胃,给 H_2 受体拮抗剂抑

制胃酸分泌,输液维持水、电解质平衡,纠正贫血及低蛋白血症等。时间超过1周者应给全胃肠外营养支持。经过2~4周的治疗,一般均可逐渐恢复。少数病人还需更长的治疗时间,不要急于行手术探查。如果因不能排除有机械性吻合口梗阻的可能性而行手术探查,在手术中发现吻合口通畅无机械性梗阻因素,可行胃造口置管减压及空肠吊置造口置管维持肠内营养,切勿轻易增加一个胃肠吻合口或其他复杂的手术,使病情更加复杂化。胃镜检查证实吻合口有机械性梗阻或狭窄应再次手术切除梗阻部位重新吻合。

(2)输入空肠段梗阻:Billroth Ⅱ式胃部分切除术后发生输入空肠段梗阻的常见原因有:①输入空肠段过短、空肠与胃吻合处形成锐角引起梗阻(以近端空肠对胃小弯时容易发生);②结肠前胃空肠吻合时结肠下坠压迫输入空肠段;③输入空肠段过长产生扭曲、扭转或粘连;④结肠后胃空肠吻合时横结肠系膜孔下滑压迫输入空肠段引起梗阻。输入段空肠梗阻分急性与慢性两类。急性梗阻多为完全性梗阻,常发生在手术后数日内,也可以在数年后才发生。临床主要表现为腹部剧痛、饱胀、右上腹部包块。输入空肠段梗阻为闭襻型梗阻,呕吐物及胃肠减压吸出物往往不含胆汁,常伴有血清淀粉酶、血胆红质增高,易误诊为胰腺炎。病变进一步发展可引起十二指肠残端破裂或肠坏死,出现严重的腹膜炎症状。慢性梗阻常为部分性梗阻。典型的表现为进食后10~20min即感上腹部饱胀、恶心。这是由于胆胰液在十二指肠内聚积,肠襻扩大及肠内压增高所致。腔内压力增高到一定程度克服梗阻障碍,大量的十二指肠液迅速倾入胃内引起大量的呕吐。一次呕吐量可达500ml以上,呕吐后症状缓解。这种呕吐轻者数日一次,严重者可一日数次。症状轻的输入空肠段梗阻的治疗可采取饮食调节或应用解痉药等措施。经过一定的时间,症状可以缓解或消失。症状严重者

应行手术治疗。急性闭襻型梗阻应行急诊手术处理。手术方式根据手术探查所见而定。输入空肠段过短者可行屈氏韧带松解术。将十二指肠空肠曲游离,使空肠输入段延长。输入空肠段过长者可重新行胃空肠吻合。将吻合口移向空肠近端或切除一段输入段空肠再吻合,亦可在空肠输入与输出段之间做侧-侧吻合或切断输入段后与输出段做端-侧吻合。行上述短路手术的同时应加选择性迷走神经切断术,以防发生吻合口溃疡。

(3)输出空肠段梗阻:常见的原因为输出空肠段粘连、扭曲、大网膜团块的压迫及横结肠系膜孔下滑压迫等。也可能因输出空肠段的炎症、水肿及痉挛所致。临床表现为高位肠梗阻。治疗这类梗阻应先采用非手术疗法,若症状不缓解则应行手术治疗。术中根据不同的原因做相应的处理。

(4)内疝:Billroth Ⅱ式胃部分切除术后空肠输入段肠系膜与横结肠及其系膜之间有一间隙。小肠可以从左向右或从右向左进入这一间隙而形成内疝。输入空肠段过长时比较容易发生,时间多在手术后早期,亦可发生在术后数月或数年。临床表现为典型的高位急性肠梗阻,容易产生肠绞窄坏死。一旦发生内疝应及时行手术处理。将内疝复位、缝合疝孔。若疝入的小肠已坏死,应行肠切除吻合。

4. 胆总管损伤　十二指肠溃疡行胃大部切除术时由于局部炎症水肿及瘢痕组织增生改变了十二指肠与胆总管的正常关系。在分离与切除溃疡部位时若未加注意则容易损伤胆总管。如果在手术中已发现胆总管损伤,应进行修复并置T形管引流。若手术中未发现损伤,术后早期即会出现严重的腹膜炎。腹腔穿刺吸出胆汁即可明确诊断并及时行手术探查处理。为了防止胆总管损伤,对局部病变严重、粘连严重的十二指肠溃疡不必强行切除,可行Bancroft旷置术,必须切除十二指肠溃疡病灶时,可先切开胆总管插入一导尿管至胆总管下端作为引导及标志,

手术结束时放置 T 形管。

5. **胃回肠错误吻合**　行 Billroth Ⅱ 式胃部分切除术时误将胃与回肠吻合是少见而严重的错误。胃与回肠吻合后,大量的小肠被旷置,食物直接进入下端的回肠从而出现短肠症状。症状的严重程度与吻合口距回盲部的长度有关,距离愈短症状愈重。主要临床表现为严重腹泻,进食后不久即要排便,粪便含大量未消化食物,伴呕吐者的呕吐物带粪臭味。随着时间的延长必然出现严重的营养不良及水、电解质紊乱。消化道钡餐检查发现钡剂由残胃直接进入远端小肠即可明确诊断。病人应及时行手术处理纠正错误的吻合。为防止这种错误吻合,在行胃肠吻合之前必须确认十二指肠空肠曲的部位,绝不能认为与后腹膜固定拉不动的小肠就是空肠起始部。空肠起始部应在横结肠系膜根部脊柱的左侧,上端与十二指肠相延续,转向右侧称十二指肠空肠曲。其上缘为屈氏韧带,在屈氏韧带左下方有肠系膜下静脉通过。确定空肠近端后,应在预定吻合部位缝 2 针牵引线做标记,吻合前再检查 1 次。

(二)胃部分切除术的远期并发症

1. **复发性溃疡**　胃大部切除术后的溃疡复发或吻合口溃疡多发生于十二指肠溃疡病人。Billroth Ⅱ 式手术多于 Ⅰ 式手术。溃疡复发的原因是手术后胃酸未能有效地降低。手术后仍处于高胃酸状态的原因有以下几种:①胃切除的量不够,未按要求切除胃远端 70% 以上,保留了较多的胃体部。②十二指肠残端部有胃窦黏膜残留。在碱性的胆汁和胰液环境的影响下,胃窦黏膜的 G 细胞分泌大量的胃泌素,刺激壁细胞分泌胃酸。③胰源性溃疡又称为 Zollinger-Ellison 综合征,即在胰腺或十二指肠附近存在胃泌素瘤。由于这种肿瘤分泌大量的胃泌素不断刺激壁细胞大量分泌胃酸导致产生消化性溃疡。这种病人常常表现为溃疡病症状。大多数以溃疡病内科治疗无效而行胃大部切除术,手术

后很快又复发溃疡,易发生出血或穿孔,有的病人经多次手术仅残留很少的胃,但溃疡仍复发。

胃大部切除术后复发性溃疡多位于吻合口附近的空肠内,也可发生在吻合口。复发性溃疡内科治疗效果较差,多需再手术。手术前应行胃酸分泌功能及血清胃泌素测定、钡餐 X 线及胃镜检查,进一步分析溃疡复发的原因。手术的方式视不同的原因而确定。

胃切除量不够引起的复发溃疡,其手术方式有:①再次行胃部分切除(包括复发溃疡的切除)重新行胃肠吻合;②选择性迷走神经切断术;③再次胃部分切除加迷走神经切断术。

胃窦黏膜残留者应检查十二指肠残端,切除残留的胃窦黏膜,重新缝合残端或行迷走神经切断术。胃泌素瘤病人应仔细检查胰腺及十二指肠。若能发现肿瘤应行切除。但胃泌素瘤一般都比较小,有些可能是多发性的,常在胰腺实质内不易发现,完全切除肿瘤常有困难,因而宜行全胃切除术。

2. **倾倒综合征**　胃大部切除术后部分病人于进食后出现腹部不适、心慌、头晕、出汗、无力、恶心、腹泻以及血管神经系统等症状称为倾倒综合征。进食后几分钟即出现症状者称为早期倾倒综合征。尤以进流质饮食、甜食或站立位进食时症状更明显。病人进餐后必须平卧才能缓解症状。早期倾倒综合征的原因尚未完全清楚。一般认为与下列综合因素有关:①胃部分切除后丧失了幽门的功能,加上胃的容量明显减少,进食后食物迅速大量进入小肠引起小肠突然的膨胀、蠕动增强加快及肠系膜受牵拉,刺激了腹腔神经丛;②高张性的食物大量进入小肠后组织内的水分被吸入肠腔,使全身血循环容量骤减;③空肠黏膜的嗜银细胞受刺激后释放出多量的 5-羟色胺,导致血管运动障碍、肠蠕动加快。进食后 1~1.5h 出现症状者称为晚期倾倒综合征。由于大量的碳水化合物进入小肠后被分解为葡萄糖又迅速被小肠吸收,

使血糖迅速升高刺激内源性胰岛素大量分泌,血糖降低。血糖降低后胰岛素仍在继续分泌,导致血糖过低从而出现低血糖症状。

多数倾倒综合征症状较轻,可用非手术治疗。加强饮食调节,给予少量多次的低糖高脂半固体饮食,避免流质及甜食,同时给予对症处理。若肠蠕动功能亢进可给予解痉药,有明显血管神经运动功能障碍者可给 5-羟色胺类药物如利血平等,精神紧张者可给镇静药。经过治疗及一定时间的适应,症状会逐渐缓解。只有那些症状严重因长期不能工作,非手术治疗无效的病人才考虑行补救性的外科手术治疗。

3. 胆汁反流性胃炎 胃部分切除术后由于丧失了幽门功能,十二指肠内容物容易向胃内反流。部分病人因此而发生反流性胃炎症状。不论是 Billroth Ⅰ 式或 Ⅱ 式都可能发生,其中 Billroth Ⅱ 式较多见。主要临床表现为上腹痛及灼心感,进食后疼痛加重,常呕吐胆汁样液体。病人不敢多进饮食,出现消瘦、营养不良、体重下降。症状严重者不能正常工作。反流性胃炎的发病机制是由于胆汁酸破坏胃黏膜屏障,胃液中的 H^+ 离子发生逆向弥散产生胃黏膜炎症。通过胃镜可直接观察到胆汁向胃内反流及胃黏膜炎症的表现。胆汁反流性胃炎的诊断必须结合临床症状,因为胃大部切除术后几乎都会有不同程度的反流,有反流并不一定都有反流性胃炎,出现临床症状者仅是少数。

胃大部切除术后大多数的胆汁反流性胃炎症状较轻,经过内科治疗并随着时间的推移症状会逐渐好转。症状严重者亦应先做内科治疗,手术治疗应持慎重态度,只有症状特别严重、长期内科治疗无效才考虑行外科手术。

4. 贫血及营养障碍 胃大部切除术后胃的容积变小,病人的进食量减少,食物在胃肠道通过加速,不能与消化酶充分混合,从而发生消化及吸收不良。胃酸降低后维生素 B_1 缺乏、维生素 B_{12} 吸收障碍,这些因素使

40%～50% 的病人手术后远期出现不同程度的贫血及营养障碍。表现为缺铁性贫血、消瘦、体重下降及腹泻。由于脂肪吸收障碍、脂溶性维生素(A、D、E)亦缺乏,从而影响钙与磷的吸收,少数病人因而发生骨质疏松症。对这些远期并发症以内科的对症处理为宜。如加强饮食调节,采用补充铁剂及维生素等治疗措施。

(李世森)

参 考 文 献

柏树令.2001.系统解剖学(七年制).北京:人民卫生出版社.

樊建华,张树坤,梁宇,等.2012.不同手术方法治疗胃十二指肠溃疡穿孔的临床对比研究.当代医学.

方国恩.2012.腹部外科手术并发症的预防与处理.北京:中国协和医科大学出版社.

方先同.2008.腹部外科手术技巧.2 版.北京:人民军医出版社.

冯喜玉.2000.毕 Ⅱ 法胃大部切除术 230 例体会.黑龙江医学.

高根五.2002.十二指肠残端瘘的诊治要点.临床外科杂志.

何博华,杨建新.2006.Billroth-Ⅱ 术后输入襻梗阻的临床分析.中华普通外科杂志.

黄洁夫.2001.腹部外科学.北京:人民卫生出版社.

黄筵庭.2000.腹部外科手术并发症.北京:人民卫生出版社.

黄豫,翁冰,邹水雄,等.2001.毕氏Ⅱ式胃大部切除术的若干技术改进.华中医学杂志.

黄志强.2003.腹部外科学理论与实践.北京:科学出版社.

黄志强.2005.外科手术学.3 版.北京:人民卫生出版社.

季加孚,何裕隆,朱维铭.2008.胃肠吻合专家共识(2008).中国实用外科杂志.

李世拥.2006.我国十二指肠溃疡急性穿孔的外科治疗现状与努力方向.中华胃肠外科杂志.

孟镔.2008.胃十二指肠溃疡的临床外科手术治疗与进展.局解手术学杂志.

秦新裕.2005.外科手术并发症的预防和处理.上海:复旦大学出版社.

沈魁.1989.实用普通外科手术学.大连:辽宁教育出版社.

唐开业,单治堂,晏才杰.1990.胃肠吻合器应用中易疏忽的几个问题.第三军医大学学报.

田大广,朱洪.2005.管状吻合器及多发式直线切割缝合器在消化道重建手术中的运用.临床外科杂志.

王竹平.1988.胃大部切除术罕见的手术操作失误.腹部外科.

吴阶平,裘法祖.1960.黄家驷外科学.北京:人民卫生出版社.

吴孟超.2003.现代手术并发症学.西安:世界图书出版西安公司.

张公望,肖樟生.2002.胃肠吻合器重建消化道的效果分析.浙江实用医学.

赵忠扩,邵钦树,王永向.2011.荷包包埋法在胃癌根治术十二指肠残端处理中的临床意义.中华医学杂志.

朱明才.1999.胃十二指肠手术学.重庆:西南师范大学出版社.

Carol E.H.Scott-Conner 胡麦.2008.普通外科手术策略.3 版.北京:中国医药科技出版社.

Hirao M,Takiguchi S,Imamura H,et al.2013.Comparison of Billroth I and Roux-en-Y reconstruction after distal gastrectomy for gastric cancer:one-year postoperative effects assessed by a multi-institutional RCT.Ann Surg Oncol.

Hori S,Ochiai T,Gunji Y,et al.2004.A prospective randomized trial of hand-sutured versus mechanically stapled anastomoses for gastroduodenostomy after distal gastrectomy.Gastric Cancer.

Kenichiro Fukuhara,M.D.,Harushi Osugi,M.D.,Nobuyasu Takada,M. D.,et al. 2003. Reconstructive Procedure after Distal Gastrectomy for Gastric Cancer that Best Prevents Duodenogastroesophageal Reflux. World J.Surg,26.

Koichi Shinoto,Takenori Ochiai,Takao Suzuki,et al. 2003. Effectiveness of Roux-en-Y Reconstruction After Distal Gastrectomy Based on an Assessment of Biliary Kinetics.Surg Today.

Lee J Y,Ryu K W,Cho S J.2009.Endoscopic clipping of duodenal stump leakage after Bilroth Ⅱ gastrectomy in gastric cancer patient.Journal of Surgical Oncology.

MARIA C. RUSSELL,MD AND PAUL F. MANSFIELD,MD,et al. 2012. Surgical Approaches to Gastric Cancer.J.Surg.Oncol.Wiley Periodicals,Inc.

Montesani C,D'Amato A,Santella S.2002.Billroth Ⅰ versus Billroth Ⅱ versus Roux-en-Y after subtotal gastrectomy.Prospective〔correction of prespective〕randomized study.Hepato-Gastroenterology.

Roberto Santoro,Giuseppe Maria Ettorre,Eugenio Santoro. 2014. Subtotal gastrectomy for gastric cancer.World J Gastroenterol.

Zong L,Chen P. 2011. Billroth Ⅰ vs. Billroth Ⅱ vs. Roux-en-Y following distal gastrectomy. A meta-analysis based on 15 studies.Hepatogastroenterology.

第4章

小肠切除、肠吻合术

一、小肠的外科解剖

小肠起自胃的幽门环,止于盲肠的回盲瓣,包括十二指肠、空肠和回肠。自幽门至十二指肠空肠曲称为十二指肠。自十二指肠空肠曲至回盲瓣一段长为5m左右,为空肠和回肠。两者交界处没有明显的解剖标志,一般认为近端2/5的肠襻为空肠,远端3/5的肠襻为回肠。但各人差异很大,死后检查与正常生理状态下的长度也不完全相同。小肠的直径是上粗下细,其末端最窄。故异物最易在回肠末端嵌顿。空肠和回肠在腹腔内有极大的活动度,仅通过肠系膜附着在腹后壁上。肠系膜于腹后壁的附着点即肠系膜根部,其分布自左上而达右下。始于第二腰椎左侧,向下、向右横过腹主动脉和下腔静脉,止于右骶髂关节前方。因此,虽然每个肠曲无固定的位置,但大体上空肠的上段在左上腹,空肠的下端在右上腹,回肠上段分布在左下腹、盆腔,而回肠末端则在右下腹,最后进入盲肠。由于小肠系膜根部的长度仅约15cm,明显短于小肠的长度,所以小肠系膜呈扇形。因此,肠系膜的损伤愈近根部,肠襻受累的范围也将愈大。

十二指肠自第1腰椎平面与脊椎右侧相对处的胃幽门开始,止于十二指肠空肠曲,全长约25cm,成"C"形,胰头位于此弯曲部分。十二指肠的位置既深又固定,且与肝脏和胰腺关系紧密。

空肠开始于十二指肠空肠曲,在横结肠系膜下区,依小肠系膜而盘曲于腹腔内,呈游离活动的肠襻,全长为2m左右。空肠由肠系膜上动脉的分支供应血流。空肠主要位于左上腹与脐部,但也可至腹腔的其他位置。空肠的黏膜有许多环形皱襞。空肠肠腔较宽,肠壁较厚,肠系膜脂肪较少,血管网较清楚,血管弓较少。

回肠全长为3m左右,回肠的部位、形态随着小肠由上而下的走向而逐渐改变。回肠附着的系膜在右下腹后壁,因此它的位置大部在下腹与盆腔内。随着小肠下行,肠管亦逐渐变细,肠壁逐渐变薄而其附着的肠系膜血管吻合弓变细、变密,末端小直血管较多而短。肠系膜的脂肪积聚逐渐增多变厚,血管网较为模糊。回肠的黏膜皱襞在小肠的下端逐渐减少,以至完全消失。回肠末端通过回盲瓣在右下腹与盲肠连接。

小肠肠壁分为4层:浆膜层、肌层、黏膜下层和黏膜层。肌层又分为外层纵肌和内层环肌。在所有腹腔脏器中,小肠所占的体积最大,受伤的机会也最多。但小肠具有弹性,各肠管的活动范围较大,可以躲让外来的压力,减少损伤。腹部闭合伤时,小肠损伤较实质性脏器损伤为少。在开放性腹部损伤中,肠损伤约占半数。小肠壁发生小的刺伤伤口时,可因小肠壁肌层收缩将小破口封闭,而无肠液外漏。如伤口大或黏膜外翻,则难于自行闭合。在闭合性损伤时,肠管被压抵脊柱或骶骨时,损伤常较重,破损较大甚至可发生断裂。

小肠系膜是由两层腹膜构成,其中含有肠系膜上动脉、静脉、淋巴管与神经等组织,故在切除肠系膜中的肿瘤或囊肿时,有可能伤及血管而引起肠坏死。在肠系膜的两层腹膜间尚含有一定量的脂肪组织,这些脂肪组织在肠系膜根部较厚而在靠近肠管处则较薄。远端的肠系膜也较近端的含有更多脂肪,故空肠系膜中的血管网一般较清楚,而回肠系膜中的血管一般不易看清,据此可以识别某段肠管究竟是空肠还是回肠。

小肠的血供来自肠系膜上动脉,它是腹主动脉的第2个人分支。肠系膜上动脉自胰腺的钩突部穿出,跨过十二指肠第3段,进入小肠系膜根部,然后分出右结肠动脉、回结肠动脉和10~20个小动脉分支。前2支动脉经腹膜后或系膜根部供应升结肠、盲肠及末端回肠。因此,当肠系膜上动脉损伤或梗死时,随缺血部位的高低可引起空肠、回肠、右半结肠或部分空肠、回肠的缺血坏死。小肠上部系膜动脉弓仅一个(初级弓),直支较长,周围脂肪较少,愈向远端小肠动脉弓愈多。由初级弓分出动脉支吻合为2级和3级弓,动脉直支较短。在肠系膜缘,血管又再分支。肠管壁的血管与环形肌层平行走行,先后穿过浆膜、肌层和黏膜下层。

小肠静脉分布与动脉大致相同。最后汇合成为肠系膜上静脉。它与上动脉并行,在胰颈的后方与脾静脉汇合形成门静脉。肠系膜上静脉损伤或发生栓塞时,也可致小肠静脉充血、坏死。

二、手术的适应证、禁忌证

(一)手术适应证

1. 肠道先天畸形,小肠闭锁、狭窄 肠管的狭窄或闭锁虽不常见,但因其能引起肠道完全阻塞,若不行手术治疗,患者将必死无疑。

2. 小肠良恶性肿瘤 小肠良性肿瘤是发生在小肠的平滑肌瘤、脂肪瘤、腺瘤及血管瘤。临床以腹痛、梗阻与出血为主要表现。X线检查可确诊。一经诊断,手术是有效的治疗方法。小肠良性肿瘤较少见,好发于回肠,空肠其次,十二指肠最少见。小肠恶性肿瘤更为少见,包括原发于小肠的腺瘤、类癌、平滑肌肉瘤、淋巴瘤等恶性肿瘤。

3. 小肠血液供应障碍致肠坏死 包括绞窄性肠梗阻(图4-1)、绞窄疝、肠扭转(图4-2)、肠套叠(图4-3)、小肠系膜病变、系膜动脉或静脉栓塞(图4-4)、外伤等。

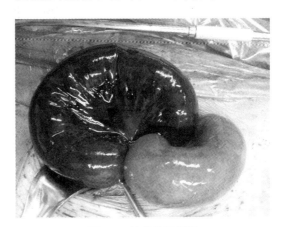

图4-1 绞窄性肠梗阻

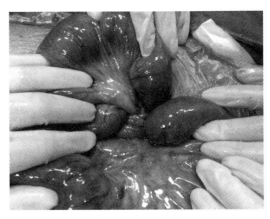

图4-2 小肠扭转

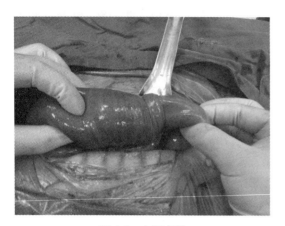

图 4-3 小肠套叠

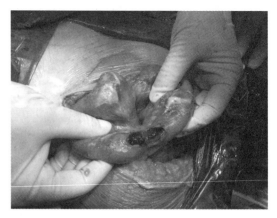

图 4-6 小肠病变致穿孔

肠结核是结核分枝杆菌引起的肠道慢性特异性感染。主要由人型结核分枝杆菌引起。少数地区有因饮用未消毒的带菌牛奶或乳制品而发生牛型结核分枝杆菌肠结核。其可出现肠梗阻和肠穿孔。

肠伤寒是由伤寒杆菌引起的急性全身性传染病,主要经水及食物传播。伤寒杆菌经口进入消化道,侵犯小肠黏膜的淋巴组织,在淋巴结内繁殖增多,再进入血液引起发热、头痛、全身不适及恶心、呕吐、腹泻等症状。随着病情进展,肠壁会形成溃疡,溃疡达到一定深度即可引起出血和穿孔。

克罗恩病是一种原因不明的肠道炎症性疾病,在胃肠道任何部位均可发生,好发于末端回肠和右半结肠。克罗恩病为贯穿肠壁各层的增殖性病变,可侵犯肠系膜和局部淋巴结。本病的病变呈节段分布,与正常肠段相互间隔,界限清晰,呈跳跃性的特征。可导致肠腔狭窄和穿孔。

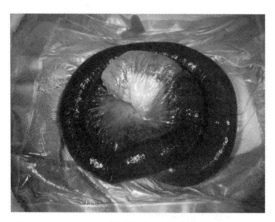

图 4-4 肠系膜血栓致肠坏死

4. 小肠局限性病变 致狭窄(图 4-5)、梗阻、穿孔者(图 4-6),如结核、伤寒、Crohn 病。

5. 腹部外伤致小肠破裂无法修补者(图 4-7) 在开放性损伤中小肠损伤率占 25%～30%,闭合性损伤中占 15%～20%。患者可表现为剧烈的腹痛,伴有恶心、呕吐。查体可见患者面色苍白、皮肤湿冷、脉搏微弱、呼吸急促、血压下降。可有全腹压痛、反跳痛、腹肌紧张等。需急诊手术治疗,否则危及生命。

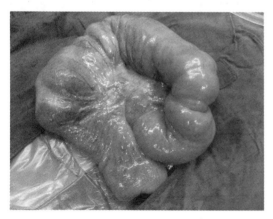

图 4-5 小肠局限性疾病导致肠腔狭窄

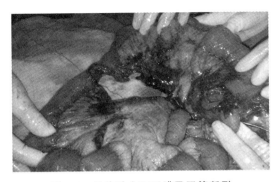

图 4-7　外伤致小肠系膜及肠管断裂

6. 小肠瘘行瘘管闭合、肠管还纳术　胃肠道与其他空腔脏器、体腔或体腔外有异常的通道,肠内容物将经此通道进入其他脏器、体腔或体外,并将由此而引起感染、体液丧失、内稳态失衡、器官功能受损、营养不良等改变,称为肠瘘。漏出体表者称为外瘘,通入另一肠襻或其他空腔脏器者称内瘘。肠瘘的病因有先天性、外伤性、放射损伤、手术、炎性疾病、肠梗阻、肿瘤等因素。

(二)手术禁忌证:主要是肠吻合术的禁忌证

(1)肠系膜血栓患者,肠切除后可能继发血栓形成,为了便于观察病情,可暂时行小肠造口术。

(2)肠穿孔或外伤破裂并腹腔感染严重,小肠严重水肿,术后吻合口漏发生率高,可暂时行小肠造瘘术。

(3)存在其他可能导致术后吻合口漏的高危因素,可暂时行小肠造口术。

(4)如患者既往有腹部手术史,怀疑腹腔粘连严重,则不能行腹腔镜手术。

(5)患者高龄,无法耐受气腹,则不能行腹腔镜手术。

三、术前准备、麻醉方法与体位

(一)术前准备

(1)一般情况较差者,需行营养支持。急症患者需注意水、电解质紊乱的纠正。

(2)胃肠减压、禁食水。

(3)休克患者应积极抢救,或边纠正休克边手术。

(4)合并出血者,血容量不足,应输血。

(5)术前使用抗生素,以控制感染。

(6)术前备皮。

(7)必要时插导尿管以观察尿量的变化。

(二)麻醉方法

成人可用硬膜外麻醉或全麻,小儿用全麻。病情危重者可行局麻。

(三)体位

平卧位。

四、手术步骤

小肠切除肠吻合术可经传统开腹手术完成,也可通过腹腔镜手术完成。

随着腹腔镜技术的迅速普及,各种脏器的腹腔镜手术已得到逐步开展。近年来已成功地应用腹腔镜完成了胃、结直肠肿瘤切除等胃肠道手术,腹腔镜技术在小肠疾病诊治中的应用也日益广泛。

对于小肠良性疾病,腹腔镜的适应证与传统开腹手术完全一致。对于恶性肿瘤,只要遵循无瘤操作原则,其适应证与传统开腹手术也是一致的。如肿瘤太大,通过腹腔镜在抓持过程中容易造成肿瘤破裂而扩散,而且肿瘤还需从较大的辅助切口取出,腹腔镜的微创优势难以体现。在这种情况下,选择传统的开腹手术较为合适。腹腔镜小肠切除方式有完全腹腔镜下和腹腔镜辅助下肠段切除,区别在于是在腹腔内还是在腹腔外完成小肠肠段的切除与吻合。

腹腔镜小肠切除吻合手术与传统开腹手术比较,具有许多优越性,包括损伤轻、术后住院时间短、并发症少、恢复快等。对于术前不能确诊的病例,腹腔镜能够提高小肠疾病的诊断率,术中探查较开腹手术视野更宽阔。

腹腔镜小肠切除吻合术具有以下优点。

(1)术野暴露清晰,诊断准确率高,能全面地探查腹腔和盆腔,对诊断不明的小肠疾病患者,能提供更为可靠的诊断方法,避免漏诊和误诊。

(2)术后肠道功能恢复快,住院时间短。

(3)创伤小,疼痛轻,恢复快。术后几乎不用止痛药。目前,通过围手术期快速康复外科的处理,术后3~5天即可出院。

(4)腹壁切口疤痕更小,更符合美容的需要。

值得指出的是:腹腔镜小肠切除吻合手术的安全性和可行性是毋庸质疑的。但是否采取这种手术方式取决于病人的情况、医院的设备和医生的腹腔镜技术水平。

(一)传统开腹手术步骤

(1)切口:根据疾病情况不同可以选择不同的切口。绞窄疝采用疝切口,其他疾病可以取右旁正中切口、正中切口或右腹直肌口,如果术前不能明确为何种疾病,则选择右侧探查切口。

(2)探查:进入腹腔,系统性探查,查看肝、胆、脾、结直肠等有无病变。而后探查小肠,自屈氏韧带开始逐渐探查,找到病变以后,明确病变的程度、范围,将病变肠段提出腹部切口外,余肠管还纳入腹腔,并用纱布垫加以保护。

(3)小肠部分切除:小肠切除范围应超过病变肠管5~10cm。提起小肠,察看病变区域小肠的血液供应情况。如果为良性病变,小肠系膜不必要从根部做扇形切除,可在系膜和肠管连接处分离,或稍远一些使系膜切口呈扇形,分段切开系膜,系膜内血管用4号线或7号线结扎。注意保留肠段的系膜边缘必须有明确的动脉搏动。在拟订的小肠切除线以外裸化肠管0.5~1cm,以利吻合。

(4)用敷料钳2把夹住病变肠管的近侧和远侧,敷料钳外侧用肠钳夹闭肠管,以防吻合时肠液外溢。于敷料钳和肠钳之间切断小肠,以同样的方法切断另一侧,移走切除的小肠及系膜。残端消毒。

(5)小肠端端吻合:肠管切除后将两侧肠钳靠拢,使两端肠腔对齐,系膜置于同侧,不要使系膜扭转,在肠管系膜缘和对系膜缘各

做一针浆肌层缝合,并留线用血管钳钳夹作为牵引(图4-8)。使两钳轻轻翻转,暴露后壁浆膜,用1号线间断缝合后壁浆肌层。后壁全层缝合:自后壁一端开始,用3-0可吸收线行全层连续锁边缝合或间断缝合,每针间距为0.3~0.5cm(图4-9)。前壁全层吻合:当后壁缝线缝至另一端时,缝针由肠腔内穿出而后继行全层连续水平褥式内翻缝合,最后一针缝线自肠腔内穿出与后壁第一针线头结扎。前后壁浆肌层缝合:松开两侧肠钳,用3-0可吸收线连续缝合或用1号线间断缝合前壁浆肌层(图4-10)。关闭系膜裂孔:用细丝线间断缝合肠系膜两侧切缘封闭系膜裂孔,以防内疝发生(图4-11)。缝合时勿损伤系膜血管以免形成血肿。检查吻合口:术者用拇指和示指对合检查吻合口大小,以能通过拇指末节,两指能顺利对合为宜(图4-12),检查满意后,将肠管还纳入腹腔。

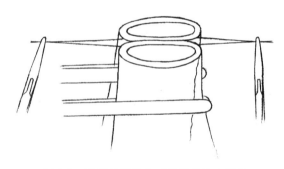

图4-8　肠管系膜缘和对系膜缘缝牵引线

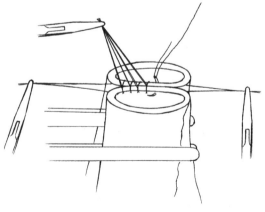

图4-9　后壁缝合

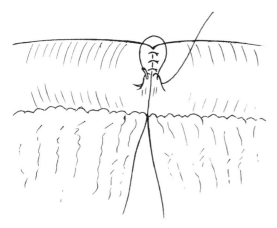

图 4-10　前后壁浆肌层缝合

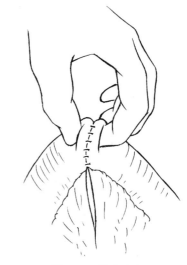

图 4-12　检查吻合口

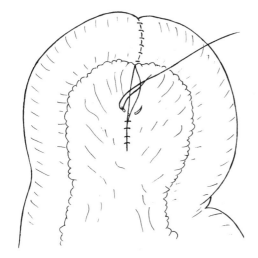

图 4-11　关闭系膜裂孔

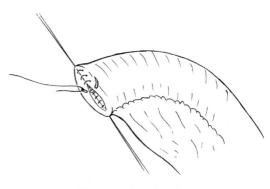

图 4-13　关闭小肠断端

（6）小肠侧侧吻合：切除肠管后，将两肠管残端全层间断缝合关闭，再行浆肌层缝合包埋两断端（图 4-13）。将两断端按肠管蠕动方向重叠靠拢，在对系膜缘将两肠壁浆肌层行间断缝合 6～8cm 长度，距此缝合线 0.5cm 处顺肠管纵轴方向切开两侧肠壁全层 4～6cm。用 3-0 可吸收线连续锁边缝合后壁全层，用连续水平褥式内翻缝合前壁全层，连续或间断缝合包埋前壁浆肌层，关闭系膜裂孔（图 4-14）。

（7）小肠端侧吻合：切除病变肠管后，一般以近段肠管断端对远段肠管侧壁，依据近

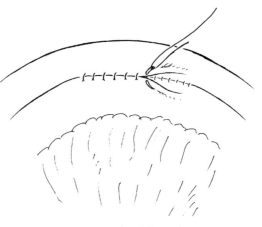

图 4-14　小肠侧侧吻合

端肠管粗细,将远段肠管的对系膜侧肠壁顺肠管纵轴全层切开相应长度,将两肠管靠拢,两端各缝一针牵引,然后按后壁浆肌层、后壁全层锁边缝合、前壁全层内翻缝合、前壁浆肌层的顺序进行吻合(图4-15)。吻合完毕后检查吻合口是否通畅,关闭系膜裂孔。

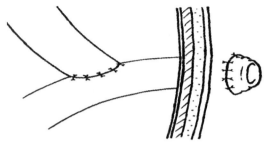

图4-15 小肠端侧吻合

(8)关腹:仔细检查术野有无活动性出血,清点器械敷料无误,常规关腹。

(二)腹腔镜手术步骤

(1)建立气腹:根据患者病变情况及影像学不同,于脐周切开皮肤0.5~1.0cm,用两把巾钳钳夹切口两侧,提起腹壁皮肤,气腹针经脐部切口缓慢穿刺,有落空感时即证实已进入腹腔,接气腹机,注入CO_2气体。7岁以下气体压力设为10mmHg,7岁以上气体压力设为12mmHg。成功建立气腹后拔出气腹针,自脐部切口置入10mm鞘卡,置入30°腹腔镜。

(2)置入腹腔镜后依次探查上腹、左侧腹、盆腔、右下腹情况。然后以Treitz韧带为标志,自上而下探查空肠和回肠至盲肠,或者以盲肠为标志自末端回肠起向上探查至Treitz韧带的空肠。判断病变位置后,在腹腔镜监视下,可予小肠病变部位的对侧腹部,于脐旁锁骨中线附近上下各取5mm和12mm鞘卡。然后在对侧腹脐旁置入5mm鞘卡用于助手操作。值得注意的是,因为小肠在腹内分布广泛,且较游离,因此鞘卡位置无定式,术者可根据自己习惯和术中情况灵活掌握。

(3)根据探查小肠肿瘤的部位、大小、性质选择相应的手术方式。完全游离小肠后,根据病灶大小在腹部对应位置做一个经腹直肌切口或绕脐切口。保护切口后将需切除的小肠牵出体外,常规切除小肠,行小肠吻合并关闭肠系膜裂孔。回纳小肠后逐层关闭切口。重新建立气腹,观察吻合段肠管的血供情况及有无活动性出血。

(4)完全腹腔镜下小肠切除吻合:腹腔镜下肠切除并吻合分为两种,一种为腔镜下切割闭合器行侧侧吻合,另一种为腔镜下手工吻合。前者操作较为容易,对腹腔镜技术要求不是很高。后者需具备熟练的腔镜下缝合技术以及操作熟练的助手。

五、术后处理

(1)术后应注意维持水、电解质与酸碱平衡。

(2)术后给予抗生素。

(3)术后给予静脉营养支持。

(4)暂禁食水,行胃肠减压。

(5)鼓励患者多下地活动。

(6)一般情况下,患者通气后可进水和全流无渣饮食,并逐步过渡至正常饮食。情况特殊者可酌情延迟进食水时间。

六、快速康复外科在肠道手术的应用

随着社会发展的不断进步,当前患者已经不满足于临床或生理上的治愈,而是要求在治疗过程中达到生理和心理两方面的最微小的创伤,而我们也需要进行努力探索,以期在保证患者围术期安全的前提条件下,降低患者住院时间,减少患者住院费用。近来国际上围术期处理的最新理念——快速康复外科(fast track surgery,FTS),正是适应了这种现代医学模式的转变,最大可能地满足患者的要求。

FTS的概念是2001年由丹麦外科医生Kehlet等提出并首先予以实施,它是围术期处理一种全新的理念,它革新了近 100 年来形成的传统的围术期处理的思维和行为原则。FTS 是外科学在微创及损伤控制理念基础上的进一步细化,目的是在整体上最大限度地减少损伤,以期达到快速康复。FTS 具有减少并发症、增强保护器官及免疫功能、缩短住院时间、减少住院费用的优点。FTS 成功的必要条件是外科医生、麻醉师、ICU 医生和护士及患者和家属等共同参与和协作。FTS 的核心是在循证医学的基础上通过一系列围手术期处理措施降低手术和麻醉对患者造成的应激反应,加速患者术后的康复。FTS 采取的措施可概括为两个方面:①术前患者体质和精神方面的准备;②减少治疗措施带来的应激反应。

根据最新的循证医学研究成果,胃肠道手术围术期 FTS 计划包括术前、术中和术后等一系列措施。

1. 术前措施　①患者教育:对患者进行充分的术前教育,包括疾病的诊断、预后及术后可能出现的问题及解决方法等,术前教育可以减轻患者的焦虑和恐惧,缓解术后疼痛,提高患者的依从性,加速术后恢复。②肠道准备的改进:不需服用泻药,不服用抗生素,对于便秘者可给予灌肠 1~2 次。近年的一些研究认为,胃肠道手术前口服泻药快速肠道准备对患者是没有益处的,不但不能降低术后腹腔内感染和吻合口漏等并发症的发生率,反而还可引起其他一些不良反应。③禁食策略的改进:缩短禁食时间。研究表明术前服用适量的碳水化合物饮品,可以减少患者术前的口渴、饥饿和烦躁,显著降低胰岛素抵抗的发生率,并改善负氮平衡。

2. 术中措施　①术中保温:术中低温可导致一系列不良后果,诸如使术后切口感染率升高,增加术中失血量及术中、术后心血管并发症的发生率等,延缓患者的术后恢复。②最微小的手术创伤:采用各种手段最大限度地降低手术刺激所造成的机体应激反应。

要求采用术野及创伤小的术式,尽量缩短手术和麻醉暴露时间,例如规范化手术操作、腹腔镜辅助结肠切除。③术中液体治疗策略的改进,避免过度输液和输血。④各种管道使用策略的改进,不常规或尽量少使用鼻胃管、各种引流管及导尿管。

3. 术后措施　①早期活动:下床活动有改善患者血液循环、增加肺活量、促进胃肠道功能和心肺功能恢复等作用,提倡术后当日下地活动。②早期进食:促进肠道功能的恢复,减轻患者疲劳感,有利于术后康复,主张术后当日进水和流食,24h 后恢复经口服流质饮食。③无痛处理:关腹时使用长效麻药局部浸润麻醉,既可以达到缓解疼痛的目的,又可降低手术创伤引起的应激反应,减少术后肠麻痹的发生,有利于患者的早期进食和早期活动,同时禁用或慎用阿片类药物止痛,推荐使用非甾体类止痛药。

七、意外情况处理

1. 开腹时损伤腹腔内脏器　如果切开腹膜时主刀和助手的镊子和血管钳没有交替钳夹,易夹住肠管,导致肠管损伤,此时应立即行肠修补术。

2. 腹腔镜手术时损伤腹腔内脏器　如果患者既往有腹部手术史,或者因原发性腹膜炎导致腹腔肠管粘连,行鞘卡穿刺时可能穿刺入肠管,此时应开腹进行肠修补,必要时行肠切除肠吻合。鞘卡穿刺过程中还可导致肠系膜血管损伤,如出血量小,可考虑腹腔镜下止血,如止血困难,则需开腹手术。如果误穿刺入腹主动脉,可危及生命,须立即开腹。

3. 小肠血供丰富,较少出现吻合口瘘　但如果因为急诊病情行手术治疗,可能因为存在严重感染和水肿等情况导致术后吻合口瘘的概率大大增加。如果术后出现吻合口瘘,患者会出现腹膜炎和发热等。建议立即剖腹探查,根据探查情况决定是再次肠切除肠吻合术还是造瘘术。

4. 术后手术部位出血　可先监测生命体征和血常规，并积极给予补液、静脉滴注止血药、必要时输血等措施。如果保守治疗无效，患者血红蛋白持续下降，血压持续下降，则建议立即剖腹探查止血。

5. 术后如出现腹腔感染　可先考虑通畅引流并静脉使用抗生素，最好行腹腔引流液细菌培养和药敏试验，根据药敏结果选用抗生素。如有包裹性腹腔脓肿形成，可考虑于 B 超引导下行穿刺置管冲洗引流。如感染无法控制，则应考虑剖腹探查，冲洗腹腔，寻找感染源，放置引流，术后抗感染治疗。

6. 术中漏诊　尤其是对于开放性或闭合性腹部损伤的患者，术中探查需要非常仔细，以免漏诊。尤其是对于刀等其他锐器刺伤或者枪伤的患者，术中对空腔脏器进行探查时应尤为注意。应详细探查胃后壁、结肠、十二指肠、小肠系膜缘肠壁等部位。因上述部位在术中探查时非常容易忽略，因此容易出现漏诊。术后可能因为探查不仔细而导致空腔脏器的损伤未彻底修补而出现胃瘘和肠瘘等情况。需再次剖腹探查进行手术治疗。

7. 术后肠梗阻　术后早期肠梗阻是指术后 30 天内肠蠕动恢复后再次出现肠梗阻的症状、体征及 X 线影像学存在肠梗阻证据的一类肠梗阻。常见发病类型有术后麻痹性肠梗阻、炎性肠梗阻、粘连性肠梗阻、机械性肠梗阻 4 种。可用腹部立位平片和腹部 CT 进行诊断。由于患者腹腔存在感染或者术后下地活动不足等原因，术后极易出现肠梗阻。治疗首选保守治疗，主要治疗策略为禁食水、胃肠减压、灌肠、抑酸、抑酶、营养支持、维持水电解质平衡等治疗。如果保守治疗无效，并且排除麻痹性肠梗阻，可考虑行剖腹探查以解除梗阻。

8. 对于肠系膜血栓致肠坏死　术后可能再次出现血栓形成并致肠坏死。肠系膜血栓术后的患者极易再次出现肠系膜血栓并致肠坏死。由于术后患者再次形成血栓时的腹痛与术后切口疼痛容易混淆，如果不引起足够的重视，可能延误病情，最终危及生命。因此对于此类患者，术后应积极足量抗凝治疗，同时密切观察病情，尤其是患者腹部体征。如患者诉腹痛，应详细问诊、查体并且根据血常规结果区分术后伤口疼痛和肠系膜血栓再次形成导致的腹痛。如果出现腹部绞痛伴或不伴腹膜炎，白细胞数小时内明显升高，心率明显加快等情况，则极有可能为肠系膜血栓再次形成，应再次进行剖腹探查。如果出现肠坏死，则应切除坏死肠管。术后应早期足量的使用抗凝药物，避免血栓再次形成。

9. 短肠综合征　当肠系膜及小肠外伤严重，或者肠系膜上静脉血栓形成或肠系膜上动脉栓塞致小肠广泛坏死，而致剩余小肠不足 60cm，导致小肠吸收不足，严重影响患者生存。当患者出现上述情况是，可考虑行肠外营养支持。肠外营养的途径有周围静脉营养和中心静脉营养。肠外营养是经静脉途径供应病人所需的营养要素，包括热量（碳水化合物、脂肪乳剂）、必需和非必需氨基酸、维生素、电解质及微量元素。肠外营养分为完全肠外营养和部分补充肠外营养。出现短肠综合征时也可考虑行小肠移植手术。小肠移植是指通过血管吻合的方法，将异体的部分或全部小肠移植给因各种原因切除了全部或大部分小肠的短肠患者的一种外科技术。移植成功的小肠能发挥重要的消化吸收功能而使受体获得足够营养。因小肠有大量的淋巴组织，小肠移植后会出现不同程度排斥反应。通常所指的排斥反应是宿主抗移植物反应（host versus graft reaction，HVGR）。移植物抗宿主反应（graft versus host reaction，GVHR）是由移植物中的特异性淋巴细胞识别宿主抗原而发生的一种反应，这种反应不仅导致移植失败，还可以给受者造成严重后果。GVHR 所引起的疾病称为移植物抗宿主病（graft versus host disease，GVHD），往往导致受者多器官功能衰竭。

10. 术后肠套叠　发生率极低。术后小肠套叠多为继发性肠套叠。套叠的肠管多有病变。如良性或恶性肿瘤、息肉、结核、粘连以及梅克尔憩室，可影响肠管的正常蠕动，成为肠套叠的诱发因素。有时肠蛔虫症、痉挛性肠梗阻也是发病因素。而上述肠套叠的诱发因素可能因术中探查不仔细而漏诊，术后出现肠套叠。术后肠套叠保守治疗大多效果不佳，建议直接行剖腹探查手术，行肠套叠复位。如果肠道确实存在病变，可切除部分肠管，根据术中情况决定行一期吻合或造口术。

11. 术后腹内疝　术后腹内疝为继发性腹内疝。其可造成胃肠道梗阻，如发生绞窄性肠梗阻，且不能及时诊断和处理，常可造成严重后果，甚至因肠坏死而危及生命。小肠手术后腹内疝主要见于两种情况：①小肠系膜未关闭或针距过大，导致小肠疝入系膜裂孔；②小肠造口术后，小肠疝入造口肠管系膜与腹壁之间间隙。发病急骤、病程进展快、病情险恶，早期临床表现不大典型，早期诊断较难，常延误治疗，造成严重后果。

（丰　帆）

参 考 文 献

陈孝平，汪建平.2013.外科学.8 版.北京：人民卫生出版社.

张启瑜.钱礼.2005.腹部外科学.北京：人民卫生出版社.

Alonso V，Targarona EM，Bendahan GE，et al.2003. Laparoscopic treatment for intussusception of the small intestine.Surg Laparosc Endosc Percutan Tech，13(6)：394-396.

Ansari D，Gianotti L，Schröder J，et al.2013. Fast-track surgery：procedure-specific aspects and future direction.Langenbecks Arch Surg，398(1)：29-37.

Bangari R，Uchil D.2012.Laparoscopic management of internal hernia of small intestine through a broad ligament defect.J Minim Invasive Gynecol，19(1)：122-4.

Bianchi E，De Monti M，Miani S，et al.1998.Scorza R. Malignant neoplasia of the small intestine. Apropos of 7 cases.Clinical discussion and review of the literature.MinervaChir，53(4)：289-98.

Chen S，Zou Z，Chen F，et al.2015.A meta-analysis of fast track surgery for patients with gastric cancer undergoing gastrectomy.Ann R CollSurg Engl，97(1)：3-10.

CiftciF.2015.Diagnosis and treatment of intestinal intussusception in adults：a rare experience for surgeons.Int J ClinExp Med，8(6)：10001-5.

Dughayli MS，Baidoun F，LupovitchA.2011.Synchronous perforation of non-Hodgkin's lymphoma of the small intestine and colon：a case report.J Med Case Rep，5：57.

Díaz-Roca AB，Martínez-Garbaye S，Baranda-Martin A，et al.2011.Porto-mesenteric thrombosis of congenital origin：an infrequent cause of acute abdomen. RevEspEnferm Dig，103（11）：605-606，608-609.

Fong SC，Irving PM.2015.Distinct management issues with Crohn's disease of the small intestine. CurrOpinGastroenterol，31(2)：92-7.

Freeman HJ.2002.Spontaneous free perforation of the small intestine in Crohn'sdisease.Can J Gastroenterol，16(1)：23-27.

Freeman HJ.2014.Spontaneous free perforation of the small intestine in adults.World J Gastroenterol，20(29)：9990-9997.

Guseĭnov TS.1978.Anatomy of the lymphangions of the small intestine.ArkhAnatGistolEmbriol，74(3)：17-20.

Hashimoto Y，Kameyama H，Hirose Y，Yagi R，et al.A case of an elderly patient who underwent single-incision laparoscopic surgery for small intestine cancer.GanTo Kagaku Ryoho，41(12)：2442-2443.

Hassani KI，ToughraiI.2013.Peritonitis from small intestine perforation by fish bone.PanAfr Med J，15：107.

Higashi D，Futami K，Kojima D，et al.Cancer of the small intestine in patients with Crohn'sdisease.Anticancer Res，33(7)：2977-2980.

Hladík P，Raupach J，Lojik M，et al.2005.Treatment

of acute mesenteric thrombosis/ischemia by tran-scatheterthromboaspiration. Surgery，137（1）：122-123.

Ilias EJ，Kassab P，Castro OA.2012.Intestinalintus-susception.RevAssoc Med Bras，58(4)：404-5.

Ioannidis O，Cheva A，Kakoutis E，et al. 2009. Kotronis A，Chatzopoulos S，MakrantonakisN.Primary myeloid sarcoma of the jejunum and greater omentum causing small intestine obstruction.ActaGastroenterol Belg，72(3)：369-72.

Israelit SH，Brook OR，Abbou B，et al.Intestinal intussusception in elderly patients. Maturitas，62（2）：124-126.

Jensen MD，Kjeldsen J，Nathan T，et al.2009.Diagnostic imaging and endoscopic methods in Crohn's disease of the small intestine. UgeskrLaeger，171（34）：2383-2388.

KadyshevIuG，Osadchi AV.2014. Subtotal resection of small intestine in acute mesenteric thrombosis and necrosis.KlinKhir，(5)：68.

Kehlet H，Slim K.2012.The future of fast-track surgery.Br J Surg，99(8)：1025-1026.

KehletH. 2011. Fast-track surgery-an update on physiological care principles to enhance recovery. Langenbecks Arch Surg，396(5)：585-590.

Kim SH，Kim JW，Jeong JB，et al.2014. Differential diagnosis of Crohn's disease and intestinal tuberculosis in patients with spontaneous small-bowel perforation.Dig Surg，31(2)：151-156.

KR.2014.Surgical management of short bowel syndrome. JPEN J Parenter Enteral Nutr，38（1 Suppl）：53S-59S.

MacDonald JA. 2008. Smooth muscle phenotypic plasticity in mechanical obstruction of the small intestine. NeurogastroenterolMotil，Jul；20（7）：737-40.

Mahamid A，Alfici R，Troitsa A，et al.2011.Small intestine perforation due to metastatic uterine cervix interdigitating dendritic cell sarcoma：a rare manifestation of a rare disease.Rare Tumors，3(4)：e46.

Martinez JC，Thomas JL，LukaszczykJJ.2014.Single incision laparoscopic surgery approach for obscure small intestine bleeding localized by CT guided percutaneous injection of methylene blue. Int J Surg Case Rep，5(12)：1082-1085.

McLaughlin PD，Maher MM. 2013. Primary malignant diseases of the small intestine. AJR Am J Roentgenol，201(1)：W9-14.

McShane C，HoneysettA.2013.What is the preadmission role in preparationn of patients for fast track surgery？AustNurs J，20(9)：37-39.

Nanavati AJ，Prabhakar S.2014.Fast-track surgery：Toward comprehensive peri-operative care.Anesth Essays Res，8(2)：127-133.

Oida Y，Motojuku M，Morikawa G，et al. 2008. Laparo-scopic-assisted resection of gastrointestinal stromal tumor in small intestine. Hepatogastroenterology，55(81)：146-149.

Park J，Charles HW. 2012. Intra-abdominal abscess drainage：interval to surgery. SeminInterventRadiol，29(4)：311-313.

Prakash K，Varma D，Mahadevan P，et al.2008.Surgical treatment for small bowel Crohn's disease：an experience of 28 cases.Indian J Gastroenterol，27(1)：12-5.

Pérez-Cuadrado-Robles E，Bebia-Conesa P，Martínez-Andrés B，et al. 2015. López-Higueras A，Pérez-Cuadrado-Martínez E.Intestinal intussusception as an atypical presentation of celiac disease. RevEspEnferm Dig，107(8)：509.

Reynolds I，Healy P，Mcnamara DA.2014.Malignant tumours of the small intestine. Surgeon，12（5）：263-70.

Schottenfeld D，Beebe-Dimmer JL，Vigneau FD. 2009.The epidemiology and pathogenesis of neoplasia in the small intestine.AnnEpidemiol.19(1)：58-69.

Schroller H. 1973. Congenital malformation of the small intestine mesenterium and mechanical small intestine obstruction. ZentralblChir，98（35）：1254-1255.

Seman S，Farber M，Patton J，et al.2001.Perforation of small intestine inside an internal omphalocele after blunt trauma：case report and review of the literature.J Trauma，50(2)：343-7.

Shuo Z，GuanqunC.2011.Small intestine Crohn's disease presenting as fever mistaken for adult onset Still's disease.Intern Med,50(21):2575-2578.

Slim K,KehletH.2012.Commentary:Fast track surgery: the need for improved study design. Colorectal Dis,14(8):1013-4.

Slim K. 1999. Laparoscopic treatment of small intestine obstruction.Chirurgie,124(2):177-81.

Stepanian SA,Apoian VT,Abraamian RA et al. 2011.Laparoscopicadhesiolysis in the treatment of acute adhesive obstruction of the small intestine. KlinKhir,(7):11-4.

Sukhin IA.2011.Surgical treatment of complete unformed high complicated fistula of the small intestine.KlinKhir,(8):13-6.

Terada T.2012.Malignant tumors of the small intestine: a histopathologic study of 41 cases among 1, 312 consecutive specimens of small intestine.Int J

ClinExpPathol,5(3):203-9.

Vega Garcia L,Fuentes-Leonarte V,Tenias JM,et al.2015.Association between medication and intestinal intussusception in children: a case-crossover study.PediatrEmerg Care,31(4):250-254.

Von Trotha KT,Butz N,Grommes J,et al.2015. Vascular anatomy of the small intestine-a comparative anatomic study on humans and pigs.Int J Colorectal Dis,30(5):683-690.

Yang DJ,Zhang S,He WL,et al.2012.Fast track surgery accelerates the recovery of postoperative insulin sensitivity.Chin Med J(Engl),125(18): 3261-3265.

Zhao JH,Sun JX,Gao P,et al.2014.Fast-track surgery versus traditional perioperative care in laparoscopic colorectal cancer surgery: a meta-analysis.BMC Cancer,14:607.

第5章

阑尾切除术

一、阑尾的外科解剖

阑尾由中肠发育而成。人胚胎第五周时,盲肠和阑尾的始基开始出现,它由中肠尾支的盲肠突发育而来。盲肠突于第六周时近端迅速膨大,而远端发育较缓慢。到十二周时随着升结肠的出现,盲肠也不断发育。其远段作为盲肠的延伸部分,生长减慢,外形显著小于盲肠近段,成为细窄的蚯蚓状盲管,即阑尾。胚胎第十六周时,阑尾随着升结肠自右上腹逐渐下降,于出生时阑尾降至髂嵴下,位于右髂窝内(图5-1)。

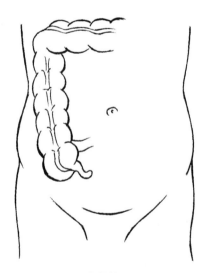

图5-1 阑尾的位置解剖

阑尾附着于盲肠后内侧,一般长为6～

8cm,直径0.6～0.8cm。其长短粗细差别很大,最长可达20cm,直径大于1cm。最小者长不到2cm,直径不过0.3cm。文献报道有阑尾先天性缺失者,但较罕见。阑尾腔的远端为盲端,近端则与盲肠腔相通,二者交界处有一半月形的黏膜皱襞,称为Gerlach瓣。该黏膜瓣如缺失或闭合不全,粪便即可进入阑尾腔内。成人的阑尾腔直径一般仅为0.2～0.4cm,其基底部可能更为细小,但在婴幼儿则基底部常较宽大,因此阑尾多略呈漏斗形。一般情况下,成年女性阑尾大于男性,而小儿则男性大于女性。

阑尾壁与盲肠壁的结构基本相同,在胚胎学上阑尾是盲肠的一部分。阑尾壁的纵形肌不像盲肠那样集合成三条纵带,而是平均分布在环形肌的外面,但其肌纤维仍与盲肠之结肠带相连续。因此如果沿结肠带向回盲部追踪,即可到达阑尾根部。其是手术时找寻阑尾的一个常用且重要的方法。有时阑尾壁的肌层组织在某个部位不发达,黏膜仅隔着少许纤维组织与外层的浆膜直接相连。可以形成憩室,一旦发生炎症时容易向腹腔扩散。

阑尾的位置包括两个方面,即阑尾根部在腹腔内所处的位置和阑尾与盲肠、回肠末段的相对位置。阑尾在腹腔的位置主要决定于盲肠的位置。盲肠一般位于右侧髂窝。故阑尾的基底部通常在麦氏点上,即髂前上棘与脐部连线外 1/3 处,但实际上阑尾基底的位置也可能略有高低或稍偏左右。阑尾根部与盲肠的相对位置虽固定不变,但因盲肠在体内的位置可有变异,而阑尾系膜的宽窄又有较大差别,且阑尾长短又不一致,故阑尾在腹腔内的实际位置也存在很大差异。阑尾的位置,根据手术中的探查大致可分为八种,包括回肠前位、盲肠后位、盲肠内位、回肠后位、盲肠外位、盲肠前位、盲肠下位及回肠下位等,其中前三种位置较多见。另外,还有一些罕见位置,如腹膜后位等。因此,一旦发生阑尾炎,其临床表现也不尽相同。

阑尾的血液循环:阑尾动脉来自回结肠动脉,为终末血管,一般无交通支(图 5-2)。当阑尾动脉受压或痉挛时,容易引起阑尾的血液循环障碍,促进阑尾炎症的发生。阑尾静脉经右结肠静脉回流入门静脉。当阑尾发生急性炎症时,细菌或脓性栓子有可能随静脉血进入门静脉内,导致门静脉炎和肝脓肿的发生,这些都是阑尾炎的严重合并症。

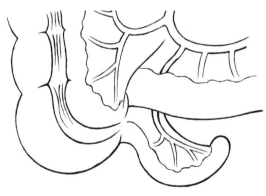

图 5-2　阑尾的血管解剖

阑尾的淋巴组织和神经:阑尾有丰富的淋巴组织,在黏膜下层有较多的淋巴滤泡,壁内有丰富的淋巴网,常沿阑尾系膜内血管的方向汇入回盲肠淋巴结及盲肠后的淋巴结。阑尾的神经来自迷走神经及交感神经,通过腹腔神经丛和肠系膜上神经丛到达阑尾。

二、急性阑尾炎的鉴别诊断

(一)右侧输尿管结石

输尿管结石又称为上尿路结石,多发生于中壮年,好发于男性,左右侧发病相似,双侧结石约占 10%。输尿管结石的主要症状是绞痛和血尿,常见并发症是梗阻和感染。询问病史时应注意有无血尿。辅助检查可考虑 X 线、泌尿系 B 超等检查。在进行急性阑尾炎诊断时应排除泌尿系结石。

(二)右侧卵巢囊肿蒂扭转

卵巢囊肿蒂扭转为常见的妇科急腹症。卵巢囊性病变包括卵巢囊性病变卵巢上皮性囊肿、皮样囊肿、卵巢冠囊肿等。上述原因引起的卵巢体积增大和重量的增加可能是引起卵巢扭转的重要原因。可发生于单侧或是双侧卵巢,但是双侧均扭转的较少见。如卵巢上皮性囊肿、皮样囊肿、卵巢冠囊肿等。上述原因引起的卵巢体积增大和重量的增加可能是引起卵巢扭转的重要原因。可发生于单侧或是双侧卵巢,但是双侧均扭转的较少见。

常在患者突然改变体位时,或妊娠期、产褥期子宫大小、位置改变时发生蒂扭转。发生急性扭转后静脉回流受阻,瘤内极度充血或血管破裂瘤内出血,致使瘤体迅速增大,后因动脉血流受阻,肿瘤发生坏死变为紫黑色,可破裂和继发感染。有时不全扭转可自然复位,腹痛随之缓解。妇科 B 超和查体可进行鉴别。

(三)异位妊娠破裂

异位妊娠破裂表现为突然下腹痛,持续或反复发作,可伴有恶心、呕吐、肛门下坠等不适,严重时患者面色苍白,出冷汗,四肢发冷,甚至晕厥、休克。部分患者有停经史及阴道不规则出血史;检查时宫颈举痛、附件肿块,阴道后穹隆穿刺有血等。可通过妇科 B 超检查进一步诊断。

(四)卵巢破裂

卵巢破裂起病急骤,下腹突然剧痛,短时

间后成为持续性坠痛,以后逐渐减轻或又转为剧痛。偶有恶心、呕吐,但不显著。一般无阴道流血。内出血严重者可有休克症状。体检:轻型者下腹部仅有轻度触痛,发生于右侧者压痛点在麦氏点的内下方,位置较低,重症者则下腹部触痛明显,有反跳痛。双合诊:宫颈举痛,两侧穹隆部有触痛,子宫正常大,移动宫体疼痛。内出血多时可感到附件区或后穹隆膨满。有时可触及增大的卵巢。

(五)右侧输卵管炎

输卵管炎是盆腔炎症性疾病的最常见的发病部位,也多合并其他部位的炎症,其临床表现可因炎症轻重及范围大小而有不同的临床表现。轻者无症状或者症状轻微。常见为下腹痛、发热、阴道分泌物增多。腹痛为持续性、活动或性交后加重。若病情严重可有寒战、高热、头痛、食欲缺乏等全身症状。若伴有腹膜炎可有消化道症状。若有脓肿形成可有下腹部包块及局部压迫刺激症状;包块位于子宫前方可有膀胱刺激症状,如排尿困难、尿频,若引起膀胱肌炎还有尿痛等;包块位于子宫后方可出现直肠刺激症状。

(六)原发性腹膜炎

原发性腹膜炎是指腹腔内无原发病原,致病菌通过血供、淋巴管、肠壁或女性生殖道等途径侵入腹腔而引起的腹膜炎。多数病人全身情况较差,女童及成人慢性肾炎或肝硬化合并腹水的病人发病率高;病原菌多为溶血性链球菌,肺炎双球菌及大肠埃希菌。本病主要症状是突然发作急性腹痛开始部位不明确,很快波及全腹,诊断本病的关键是排除继发性腹膜炎。

(七)阑尾癌

阑尾癌较罕见,其有两种不同的类型:一种为囊肿型阑尾癌,亦称恶性黏液囊肿。当病变局限在阑尾本身时,单纯的阑尾切除即可,不必行右半结肠切除术。另一种为结肠型阑尾癌,最为罕见。其病变如结肠腺癌,晚期可有淋巴结和血行转移。当癌肿局限于阑

尾时,可行单纯阑尾切除。如癌肿已侵犯盲肠壁或有淋巴结转移时,应行右半结肠切除术。

(八)阑尾黏液囊肿

阑尾黏液囊肿发病率低,起病缓慢,腹痛为隐痛。无急性感染时,症状和体征似慢性阑尾炎,常难以诊断。体积较大时可在体检中发现椭圆形肿物。且阑尾黏液囊肿易误诊为阑尾脓肿,误诊率高达94.6%。

(九)阑尾憩室

阑尾憩室的发生率较黏液囊肿高,为0.5%~2%。不少穿孔的急性阑尾炎实际上是阑尾憩室穿孔,因憩室穿孔后较难辨认,故临床上诊断为阑尾憩室的病例较少。

(十)阑尾类癌

阑尾类癌位于阑尾黏膜下层,是常见的胃肠道类癌中的一种,大部分阑尾类癌小于1cm。临床症状不明显,常因急性阑尾炎切除术后通过病理检查发现。本病好发于女性,男女比例为1:(2~4),发病高峰在15~29岁。阑尾类癌生长缓慢,早期临床症状不典型,常因急、慢性阑尾炎就诊。常表现为转移性右下腹疼痛、慢性腹痛或无痛性血便,预后较好。

(十一)细菌性肝脓肿

若肝脓肿穿破后脓液沿右结肠旁沟流至右下腹,出现转移性右下腹疼痛,则易与阑尾炎症状混淆。但仍有自身特点:①病人发病时即出现高热、寒战、右上腹痛;②右侧腹部均有压痛及反跳痛,且其首发部位为右上腹;③B超、CT等特殊检查有助诊断。

(十二)急性胃肠炎

有饮食不洁或饮食不当,多以吐泻为主,腹痛常呈阵发性,吐泻后可稍缓解。腹部压痛部位不固定,或按压时间稍长反而不痛,腹肌不紧张。

(十三)胃十二指肠穿孔

穿孔溢出的胃内容物可沿升结肠旁沟流至右下腹部,容易误诊为急性阑尾炎的转移

性腹痛。患者多有溃疡病史,穿孔前溃疡症状多有加重或有暴饮暴食的诱因。表现为突然发作的剧烈腹痛,可迅速扩散至全腹,可伴有恶心、呕吐,合并休克。体征除右下腹压痛外,上腹仍具疼痛和压痛,腹壁板状强直等腹膜刺激症状也较明显,同时肠鸣音减弱或消失,肝浊音界缩小或消失,可有移动性浊音。血白细胞总数和中性粒细胞百分数均增加。胸腹部 X 线检查如发现膈下有游离气体,则有助于鉴别诊断。

(十四)急性肠系膜淋巴结炎

急性肠系膜淋巴结炎多见于 7 岁以下小儿。发病前常有喉痛、发热、倦怠不适等前驱症状,然后才出现脐部和右下腹痛、恶心、呕吐,有时可发生腹泻或便秘。这样的发病过程与急性阑尾炎先腹痛后发热正好相反,且发病早期即体温骤升。体检时脐部及右下腹均可有压痛,范围比较广泛,压痛点不固定。因小儿腹肌不发达,腹肌紧张可不明显。有时可扪及小结节样肿物白细胞计数增高或正常。

(十五)肠结核

因该病比较少见而易被误诊。患者以右下腹疼痛、压痛并可扪及明显包块为特点,部分可发热,易与阑尾周围脓肿等混淆。但增殖型肠结核患者多有结核史,病程较长,常有阵发性腹痛、肠鸣音亢进、右下腹包块隆起,可见肠蠕动波等梗阻特征;阑尾周围脓肿常有阑尾炎急性发作史而无肠梗阻的症状与体征,配合 B 超、X 线有助于诊断。

(十六)克罗恩病

约 10% 的克罗恩病人,特别是年轻病人,发病急,主要表现为中腹或右下腹疼痛,伴发热、恶心、呕吐、食欲减退,白细胞升高,右下腹触痛,颇似急性阑尾炎表现。这类病人术前很难作出诊断,往往在手术探查时发现阑尾正常,一段回肠及其系膜充血、水肿增厚伴有肿大淋巴结,始考虑到克罗恩病的诊断。钡餐和钡灌肠检查目前仍是诊断克罗恩病的重要方法。

(十七)梅克尔憩室炎

梅克尔憩室,又名回肠远端憩室。正常人群中梅克尔憩室的发病率为 2%,有憩室的人多数终身无症状,若发生症状,半数以上发生在 3 岁以下婴幼儿,一旦发生症状就很严重,多需手术治疗。梅克尔憩室只有发生合并症时才出现症状,合并症中以小肠梗阻(30%)、急性消化道出血(40%)和急性憩室炎(20%)为主。临床表现与阑尾炎相似,但压痛部位往往在脐周,穿孔形成腹膜炎后难以鉴别,最常用的检查方法为消化道钡透、肠系膜动脉造影、同位素扫描、腹腔镜检查等。但多数须在手术探查时确诊。若术前诊断为阑尾炎,而术中无明显病变,应探查是否有梅克尔憩室存在,必要时术中小肠充气有助于憩室的诊断。

(十八)非特异性腹痛

临床症状符合急性阑尾炎,行阑尾切除术中发现阑尾正常,亦未发现任何其他问题。因此,对诊断不明确的病人,应积极短期观察,既要避免不必要的手术,也要防止延误病情。

三、手术的适应证、禁忌证

(一)手术适应证

1. 急性单纯性阑尾炎　阑尾轻度肿胀,浆膜表面充血,常附有少量纤维素性渗出物,失去正常的光泽。阑尾壁各层组织间均有水肿和中性粒细胞浸润,以黏膜和黏膜下层为著。黏膜可能出现小的溃疡和出血点,阑尾腔内可能有少量渗出。切除标本常无明显的梗阻情况,细菌感染现象亦不严重。它一般为急性阑尾炎的早期变化,也可能是单纯神经反射性阑尾炎的主要表现。

2. 急性化脓性阑尾炎　也称蜂窝织炎性阑尾炎。阑尾肿胀更为显著,浆膜高度充血,表面常有大量纤维素和脓性渗出,阑尾周围常有少量脓性渗出物存在。阑尾与周围组织可能有粘连,有时整个阑尾可被大网膜完全包裹。阑尾各层组织间除有大量白细胞浸润外，常有小脓肿形成，黏膜的溃疡坏死也更严重，阑尾腔内充满稀薄脓液。此种阑尾炎一般无明显的管腔梗阻情况，但急性化脓性炎症的表现极为显著。脓液细菌培养常有链球菌和（或）大肠埃希菌感染。少数病例还可能培养出产气荚膜杆菌。

3. 坏疽性阑尾炎　阑尾全层出现坏死，坏死可仅限于阑尾的一部分或累及整个阑尾。阑尾腔内有粪石等梗阻情况存在时易出现部分坏死，坏死部位常在粪石嵌顿之处或嵌顿的远端。广泛的坏死多为上述化脓性蜂窝织炎的后期变化，或者是阑尾血管栓塞的结果。坏死部分常呈暗绿色或紫黑色，可能并发穿孔，黏膜大部分已糜烂，阑尾腔内常充满血性脓液。阑尾周围也有脓性渗出及大网膜包裹，脓液细菌培养多为阳性。

4. 急性阑尾炎穿孔致弥散性腹膜炎　不少化脓性阑尾炎和多数坏疽性阑尾炎可发生穿孔。穿孔大多发生在病程晚期，但少数病例尤其是梗阻性阑尾炎也可在早期发生穿孔。穿孔后的后果随穿孔时期的早晚及炎症是否局限而不同，包括局限性腹膜炎和弥散性腹膜炎。弥散性腹膜炎病情严重，有全腹肌紧张、压痛、反跳痛，并有肠麻痹的腹胀呕吐等症状。常伴有全身性感染、中毒和脱水等现象。如治疗不当，病死率很高。

5. 阑尾周围脓肿经手术引流或非手术治疗治愈3个月以后，可行阑尾切除术　阑尾穿孔后的另一结果为阑尾周围脓肿形成。如果阑尾在穿孔前已被大网膜或其附近的肠襻包裹，穿孔后感染将局限于阑尾周围而形成脓肿。一般化脓性阑尾炎如无管腔梗阻，在穿孔前大多已与周围组织部分粘连，穿孔后多数会发生局限性腹膜炎和阑尾周围脓肿。

6. 小儿阑尾炎　儿童常见急腹症，5岁以上儿童多见。发病率虽较成人低，但病情往往较成人严重。阑尾穿孔和弥散性腹膜炎的发生率高。小儿阑尾炎年龄越小，症状越不典型，短时间内即可发生穿孔、坏死和弥散性腹膜炎。若诊疗不及时，则会带来严重的并发症，甚至死亡。由于体液免疫功能的不足，补体缺乏和中性粒细胞吞噬作用差，再加之体温调节功能不稳定。因而，容易出现高热，白细胞升高较成人明显，中性核增多，中毒症状也较严重。由于婴幼儿常缺乏典型的转移性右下腹疼痛的症状，腹痛体征和疼痛部位往往也不固定，故临床误诊率高。小儿阑尾淋巴组织丰富，阑尾壁很薄，肌层组织少，发炎后淋巴水肿严重，可造成阑尾腔梗阻，血供障碍，故容易穿孔。年龄越小，穿孔发生率越高。由于大网膜发育不全，故穿孔发生率越高，穿孔后多形成弥散性腹膜炎。

7. 老年性阑尾炎　老年急性阑尾炎发病率虽然不高，但并发症多，病死率较高。因血管、淋巴常有退行性变，阑尾发炎后容易发生坏死、穿孔。临床症状和体征常较病理改变轻，发病时症状常不突出，腹痛较轻，也可无呕吐。在就诊时多数已有坏疽穿孔或已形成脓肿。因老年人常合并有其他重要脏器的病理改变或潜在疾病，如高血压、冠心病、脑血管病，肺、肝、肾等脏器功能减退，这些疾病常是致死的主要原因。

8. 慢性阑尾炎或慢性阑尾炎急性发作　指阑尾急性炎症消退后而遗留的阑尾慢性炎症病变，如管壁纤维结缔组织增生、管腔狭窄或闭塞、阑尾扭曲、与周围组织粘连等。慢性阑尾炎分为原发性和继发性两种。原发性慢性阑尾炎起病隐匿，症状发展缓慢，间断发作，病程可持续几个月到几年。病程初期无典型的急性发作史，病程中也无反复急性发作的现象。继发性慢性阑尾炎是首次急性阑尾炎发病后，经保守治愈或自行缓解，其后遗留有临床症状，病程中可再次或多次急性发作。

9. 妊娠合并阑尾炎　孕妇患急性阑尾炎的危险性较一般成人患者大。国外报道，妇女患急、慢性阑尾炎者 2% 伴有妊娠。年龄大多在 20～30 岁,且 80% 在妊娠的后 6 个月。妊娠期急性阑尾炎的死亡率较一般人高 10 倍,平均约为 2%。妊娠后 3 个月内死亡率较前 6 个月亦高 10 倍左右。胎儿的死亡率约 20%。妊娠 3 个月以内建议早做手术,中、晚期不能用抗生素控制者,亦应手术治疗。

10. 阑尾黏液囊肿、阑尾憩室、阑尾类癌、阑尾癌　如上所述。

(二)手术禁忌证

(1)发病 48h 以上,右下腹触到肿块,考虑阑尾脓肿形成时,暂不手术,积极抗感染治疗并密切观察病情变化。

(2)全身一般状况差,不能耐受手术,可考虑先行抗感染、补液、维持水电解质和酸碱平衡等治疗。

(3)阑尾周围脓肿形成一般不考虑手术治疗,可先考虑 B 超引导下穿刺置管引流,并行抗感染治疗,择期行阑尾切除术。

(4)患者高龄,无法耐受气腹,则不建议行腹腔镜手术。

(5)如患者既往有腹部手术史,怀疑腹腔粘连严重,气腹针或套管针穿刺时易造成肠管损伤,则不建议行腹腔镜手术。

(6)弥散性腹膜炎伴肠梗阻时,由于肠段明显扩张,气腹针或套管针穿刺时易造成肠穿孔的危险,不建议行腹腔镜手术。

四、术前准备、麻醉方法与体位

(一)术前准备

(1)急性阑尾炎,病人体质好者,可以不用特殊准备。

(2)有脱水、电解质和酸碱平衡紊乱者,术前要予以纠正。

(3)术前使用抗生素。

(4)会阴部及下腹部备皮。

(5)术前禁食水。

(6)术前不需要灌肠。

(二)麻醉方法

成人:腰麻、硬膜外麻醉、全麻。

小儿:全麻。

孕妇:腰麻、硬膜外麻醉。

(三)体位

开腹体位:平卧位。

腹腔镜体位:麻醉采用气管插管全麻。患者取平卧位,然后取头低足高位 10°～20°,左低右高位 10°～15°,使小肠移向左上腹,以利术野暴露,便于手术操作。

五、手 术 步 骤

约 500 年前,人类首次记载了类似阑尾炎病程的医学文献资料。到 1875 年 Groves 在加拿大成功完成了首例阑尾切除术。1886 年病理学家 Fitz 明确提出,盲肠周围炎是由阑尾炎引起。他还创造了"阑尾炎"这个术语,并预示阑尾炎的最终治疗是剖腹手术。在这之后的百余年中,阑尾切除手术日趋完善,被公认为是治疗阑尾炎最可靠而有效的方法。20 世纪 30 年代,由于抗生素的应用,也使一部分阑尾炎通过感染治疗得以好转。但由于阑尾炎症的残留,仍有复发的现象。故对于复发性阑尾炎最好的治疗方法仍是阑尾切除术。做阑尾手术必须熟知阑尾的位置变化与血供情况。阑尾切除术分为传统的开腹阑尾切除术和腹腔镜阑尾切除术。

腹腔镜阑尾切除术是随着腹腔镜技术发展而出现的一种新的手术方法。1983 年 Semm 报道了首例经腹腔镜非急性炎症阑尾切除术,其较腹腔镜胆囊切除术早 4 年。1987 年 Semm 首次报道了腹腔镜下急性阑尾炎的阑尾切除术。随后腹腔镜阑尾切除术在成人和儿童中均有许多报道,但远不如腹腔镜胆囊切除术开展的广泛。大量前瞻性随机对照研究证实,腹腔镜阑尾切除术与传统开腹阑尾切除术比较,具有许多优越性,包括损伤轻、术后住院时间短、并发症少、恢复快等。对于术前不能确诊的病例,腹腔镜能够提高右下腹急腹症的诊断率,术中探查较开腹手术视野更宽阔,对腹膜后、肝下异位阑尾寻找和切除更显其优越性。而且,对于胃穿孔、十二指肠穿孔等易误诊为阑尾炎的疾病能有更好的确诊。是一种安全、可靠的微创阑尾切除手术方法。

腹腔镜阑尾切除术具有以下优点:

(1)术野暴露清晰,诊断准确率高,能全面的探查腹腔和盆腔,对诊断不明的右下腹痛患者,尤其是年轻的女性患者,能提供更为可靠的诊断方法,避免漏诊。

(2)术后肠道功能恢复快,住院时间短。

(3)创伤小,疼痛轻,恢复快。术后几乎不用止痛药,非穿孔性阑尾炎病人术后3～5天即可出院,恢复正常工作和生活。目前,通过围术期快速康复外科的处理,腹腔镜阑尾切除术后1天即可出院。

(4)腹壁切口疤痕更小,更符合美容的需要。

(5)术后并发症的发生率低,切口感染、肠粘连、腹腔脓肿的发生率均低于传统手术。

值得指出的是:目前腹腔镜阑尾切除术并不是急性阑尾炎和阑尾炎穿孔的金标准手术方法,但和其他的腹腔镜手术一样,其安全性和可行性是毋庸质疑的。是否采取这种手术方式取决于病人的情况、医院的设备和医生的腹腔镜技术水平。

(一)开腹手术步骤

(1)切口:取标准的右下腹麦氏点切口。如果术前诊断不明确,同时合并腹膜炎,可选择右下腹直肌切口或右下腹探查切口。如已形成脓肿,则直接在脓肿部位做切口。

(2)切开皮肤与皮下组织(图5-3),沿腹外斜肌腱膜走行方向切开腹外斜肌腱膜(图5-4)。拉开腹外斜肌腱膜,沿肌纤维走行方向钝性分离腹内斜肌和腹横肌,自腹直肌鞘至右侧髂嵴,深达腹横筋膜。

(3)用2把有齿镊子或止血钳提起腹横筋膜和腹膜,交替钳夹,避免夹住腹内脏器,

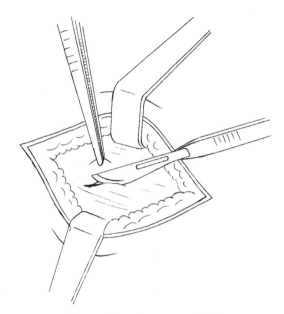

图5-3 切开皮下组织及浅筋膜

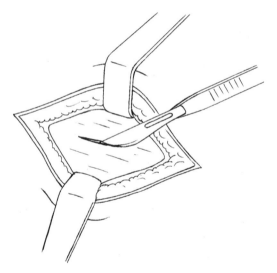

图5-4 切开腹外斜肌腱膜

于两镊之间切开腹膜(图5-5)。

(4)若腹腔内有脓液溢出,应用吸引器吸净,保护好刀口,以免污染致术后切口感染。用小止血钳数把将腹部刀口两侧腹膜边缘夹住提起,与刀口周围纱布固定在一起,以起到保护刀口的作用。

(5)进入腹腔以后,寻找盲肠。不可硬拉,以免损伤盲肠(图5-6)。沿3条结肠带向

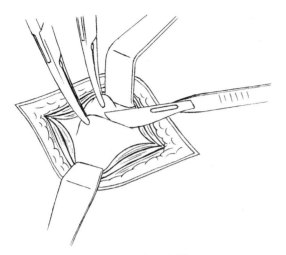

图 5-5　切开腹膜

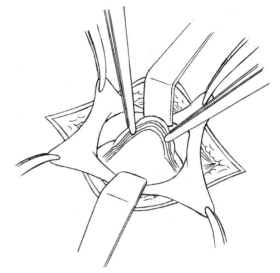

图 5-7　沿结肠带寻找阑尾

盲肠的末端寻找,在 3 条结肠带汇集的部位可以找到阑尾(图 5-7)。如果炎症粘连,可以先行分离以后再将阑尾拉出刀口。

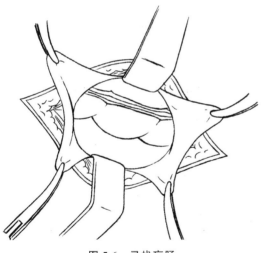

图 5-6　寻找盲肠

(6)离断阑尾血管:找到阑尾以后,用中号止血钳夹住阑尾炎部的系膜,将盲肠还纳入腹腔,用盐水纱布将周围小肠隔开。用中号止血钳顺行分离、切断系膜,用 4 号线结扎。如炎症严重,担心结扎不确切,至系膜根部时,可用 7 号线结扎并用 4 号线贯穿缝扎,以防系膜血管回缩出血(图 5-8)。

(7)用大号止血钳距阑尾根部 0.3∼

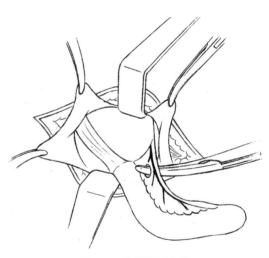

图 5-8　处理阑尾血管

0.5cm 处,钳夹阑尾形成一条压榨痕,用 7 号线于此压榨痕部将阑尾结扎(图 5-9)。切除阑尾(图 5-10)。移走阑尾,残端切面先用石炭酸棉球处理,之后再分别用酒精、盐水棉球处理。

(8)于盲肠上距阑尾根部 1cm 位置,用小圆针 4 号线行浆肌层荷包缝合,用大号止血钳夹住阑尾残端(图 5-11)。将止血钳压向盲肠,同时助手收紧荷包缝线,移走止血钳,将阑尾残端埋入盲肠内,打结、剪线

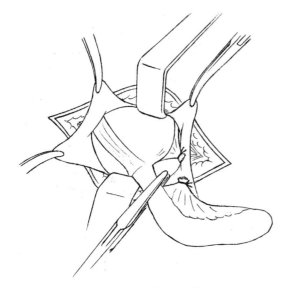

图 5-9　处理阑尾根部

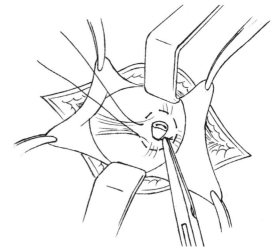

图 5-11　阑尾残端荷包缝合

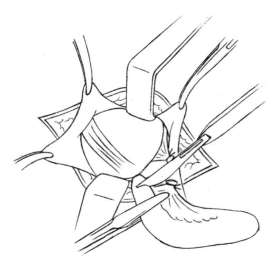

图 5-10　切除阑尾

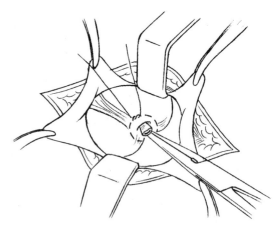

图 5-12　残端包埋打结

（图 5-12）。如包埋不理想，可用 1 号线于阑尾根部处的盲肠上间断缝合浆肌层几针，予以加强。

（9）如果阑尾和盲肠粘连较重，不能将阑尾提出切口时，需行逆行阑尾切除。先行分离阑尾根部将其和盲肠壁分离，并用 7 号线将阑尾根部结扎，于结扎线的外侧用血管钳夹住阑尾，将阑尾切断。

（10）用 4 号线于距根部 1cm 处的盲肠壁上行浆肌层荷包缝合，将根部线结处的止血钳压向盲肠壁，同时助手收紧荷包缝线，将阑尾残端埋入盲肠壁内。松开止血钳，打结。提起阑尾根部止血钳，显露系膜，小心分离，逐段结扎，系膜根部除结扎以外还要缝扎，以防阑尾血管出血，逐段分离将阑尾切除。

（11）如果为盲肠后位阑尾，阑尾位于腹膜后。需在盲肠外侧平行切开壁层腹膜才能看到阑尾，小心分离腹膜，可于盲肠后将阑尾解剖出来，阑尾切除步骤同上。

（12）如有较多渗液、局限性腹膜炎者，应于右下腹放置引流管。

（13）关闭腹腔：清理腹腔，再次查看阑尾系膜根部的结扎线，以防结扎线脱落导致出血。清点器械、敷料。用 7 号线间断缝合腹膜和腹横筋膜。用 7 号线间断缝合腹内斜肌和腹横肌，7 号线间断缝合腹外斜肌腱膜，用 1 号线间断缝合皮下组织和皮肤。

（二）腹腔镜阑尾切除术手术步骤

（1）建立气腹：于脐上或下切开皮肤约 0.5～1.0cm，用两把巾钳钳夹切口两侧，提起腹壁皮肤，气腹针经脐部切口缓慢穿刺，有落空感时即证实已进入腹腔，接气腹机，注入 CO_2 气体。7 岁以下气体压力设为 10mmHg，7 岁以上气体压力设为 12mmHg。成功建立气腹后拔出气腹针，自脐部切口置入 10mm 鞘卡，置入 30°腹腔镜。

（2）置入腹腔镜后依次探查上腹、左侧腹、盆腔、右下腹情况。继而在腹腔镜监视下，在耻骨联合上方置入 5mm 鞘卡，脐部与耻骨联合中点偏左 2cm 置入 12mm 鞘卡。有些情况需要在右侧腹直肌外缘平脐处插入 5mm 鞘卡。

（3）阑尾系膜处理：自 5mm 和 12mm 鞘卡置入两把无损伤抓钳，沿结肠带找到阑尾，分离周围粘连，用抓钳夹阑尾尖端或其系膜，向上方牵引阑尾，使阑尾系膜"像帆一样展开"。可用电凝钩或超声刀紧贴阑尾分离阑尾系膜，用生物夹夹闭系膜血管并离断（图 5-13）。

（4）阑尾根部处理：如阑尾根部不粗，炎症不重可于其根部用两枚生物夹夹闭，远端用钛夹夹闭。离断阑尾，残端电凝烧灼。若炎症很重，阑尾根部较粗，无法用生物夹钳夹，可考虑切断后腔镜下缝扎，或开腹手术（图 5-14）。

（5）使用腔镜下切割闭合器会使术式大为简便。方法如下，提起阑尾尖端，展开阑尾系膜，用切割闭合器或超声刀切断阑尾系膜（图 5-15）。当阑尾和系膜分离困难时，可用切割闭合器一并切断（图 5-16）。

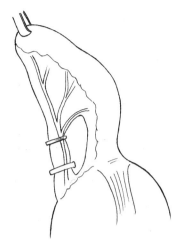

图 5-13　阑尾系膜处理图

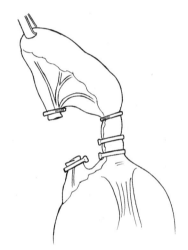

图 5-14　阑尾根部处理

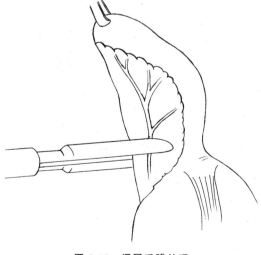

图 5-15　阑尾系膜处理

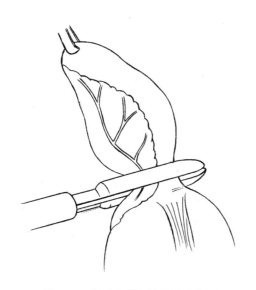

图 5-16　阑尾系膜和根部同时处理

（6）检查有无活动性出血，结扎线或生物夹是否牢固，吸净腹腔渗液，必要时局部生理盐水冲洗。必要时放置引流管，可于右结肠旁沟至盆腔方向放置腹腔引流管。

（7）从 12mm 鞘卡内取出阑尾，如阑尾炎症重或穿孔不宜直接取出，将其放入取物袋内取出。取阑尾时应在腹腔镜直视下操作。

六、术 后 处 理

（1）取半卧位，有利于引流，减少腹下脓肿等并发症的发生。

（2）输液纠正水、电解质紊乱。

（3）静脉应用抗生素，以控制感染。

（4）鼓励患者下床活动。

（5）肠蠕动恢复以后，可以进流质饮食，以后渐增加。

（6）有腹腔引流者，术后 48～72h 若无增加可以拔除引流管。

（7）1 周后刀口若无异常，可拆线。

（8）由于快速康复外科的普及，阑尾切除术后第 1 天即可进全流无渣饮食，无需等到患者通气。

七、快速康复理念在阑尾切除术中的应用

随着腹腔镜的广泛应用，腹腔镜阑尾切除术已广泛推广，被外科医生和患者所青睐。但大多数外科医生将大部分精力集中在如何进一步提高及改进微创手术的技巧及术式，但快速康复外科这一模式在相当一部分医院未得到充分应用，甚至被忽视。与传统开腹手术相比，在采用腹腔镜微创的基础上，结合快速康复外科模式，可有助于患者快速康复、缩短住院时间及减少术后并发症等。有学者对腹腔镜阑尾切除结合快速康复外科理念与传统开腹阑尾切除治疗阑尾炎进行了随机对照研究，同期比较观察患者术后康复效果及并发症的影响。快速康复联合腹腔镜阑尾切除术的围术期处理措施为：①术前 6h 禁食、2h 禁饮；②留置胃管，术后清醒后即拔除胃管；③不留置尿管；④采用短效麻醉药插管麻醉；⑤提高手术室温度，温水冲洗腹腔；⑥不常规留置腹腔引流管；⑦术后口服非甾体类止痛药；⑧术后 6h 饮水，24h 后进流食；⑨术后 12h 即可下床活动。结果发现，腹腔镜阑尾切除结合快速外科康复模式较单纯开腹阑尾切除术带来的创伤更小，炎症反应更轻，更加有利于患者康复。患者术后肠功能恢复时间及平均住院天数均缩短，切口疼痛也较小，这与微创手术的应用、早期进食及下床活动密切相关。在阑尾炎术后并发症方面，腹腔镜联合快速康复外科理念组患者未出现切口感染、粘连性肠梗阻、切口出血、腹腔脓肿、残株炎等术后并发症。

八、意外情况及特殊情况的处理

（一）开腹时损伤腹腔内脏器

如果切开腹膜时主刀和助手的镊子和血管钳没有交替钳夹，易夹住肠管，导致肠管损伤，此时应立即行肠修补术。如果阑尾炎感染较重，伴发肠梗阻时，开腹时应尤其小心，

避免带来不必要的损伤,导致术野污染并增加肠瘘的概率。如出现损伤,应立即进行修补,以防出现遗忘修补或者手术后期找不到需修补部位。

(二)腹腔镜手术时损伤腹腔内脏器

如果患者既往有腹部手术史,或者因原发性腹膜炎导致腹腔肠管粘连,行鞘卡穿刺时可能穿刺入肠管,此时应终止腹腔镜手术,开腹进行肠修补,必要时行肠切除肠吻合。鞘卡穿刺过程中还可导致肠系膜血管损伤,如出血量小,可考虑腹腔镜下止血;如止血困难,则需开腹手术。如果误穿刺入腹主动脉,可危及生命,须立即开腹。因此在建立气腹时应该严格按照腹腔镜操作规程进行,并且动作轻柔,以防出现肠管、肠系膜甚至腹主动脉的损伤。如果患者有下腹部手术病史,下腹部极可能有较严重的腹壁肠管之间的粘连,鞘卡极有可能导致肠管损伤。此时不建议行腹腔镜下阑尾切除术。

(三)术中找不到阑尾

阑尾的位置,根据手术中的探查大致可分为八种,包括回肠前位、盲肠后位、盲肠内位、回肠后位、盲肠外位、盲肠前位、盲肠下位及回肠下位,其中前三种位置较多见。另外,还有一些罕见位置,如腹膜后位等。因此,一旦发生阑尾炎,其临床表现也不尽相同。所以,术中可能出现找不到阑尾的情况。此时不应惊慌,应想到阑尾的位置异常或解剖变异的情况存在。需要沿回肠末段确认盲肠,予以盲肠充分暴露,再顺结肠带寻找阑尾。

(四)阑尾残端的处理

由于阑尾的炎症程度不同,所波及阑尾根部及盲肠炎症范围不同。所以,阑尾残端的处理非常重要。若残端处理不当,术后常引起多种并发症。较多见的有粪便瘘、盲肠壁内脓肿、残端大出血等。术中按残端处理难易程度分级:Ⅰ级单纯阑尾根部盲肠壁水肿;Ⅱ级阑尾根部水肿残端过短;Ⅲ级阑尾根部坏疽,无残端遗留;Ⅳ级阑尾根部坏疽并侵

及部分盲肠。Ⅰ、Ⅱ级较多见,残端容易处理,一般常规术式处理即可。对Ⅲ、Ⅳ级因阑尾根部坏疽无残端或累及部分盲肠,宜采用8字缝合封闭盲肠,局部以阑尾系膜或大网膜覆盖并固定。

(五)术中发现为原发性腹膜炎

原发性腹膜炎是指腹腔内无原发病,致病菌通过血供、淋巴管、肠壁或女性生殖道等途径侵入腹腔而引起的腹膜炎。多数病人全身情况较差,慢性肾炎或肝硬化合并腹水的病人发病率高。病原菌多为溶血性链球菌,肺炎双球菌及大肠埃希菌。本病主要症状是突然发作急性腹痛,开始部位不明确,很快波及全腹,诊断本病的关键是排除继发性腹膜炎。其可被误诊为急性阑尾炎。处理方式为进行腹腔彻底冲洗,并放置引流。术后给予抗感染治疗。术中应仔细探查,以确定是否有空腔脏器穿孔的情况。如有空腔脏器穿孔,则按照不同部位的空腔脏器穿孔的治疗原则进行相应治疗。

(六)术中发现为妇科急症

如果术中探查发现阑尾无明显炎症、水肿或渗出,而妇科炎症较为明显,则应怀疑可能为妇科急症误诊为急性阑尾炎。此时应请妇科医生台上会诊,以进行相应的诊疗。不可自行手术,以导致不必要的损伤。

(七)术中发现为梅克尔憩室炎

正常人群中梅克尔憩室的发病率为2%,有憩室的人多数终身无症状。一旦发生症状就很严重,多需手术治疗。梅克尔憩室只有发生合并症时才出现症状,合并症中以小肠梗阻(30%)、急性消化道出血(40%)和急性憩室炎(20%)为主。临床表现与阑尾炎相似,但压痛部位往往在脐周,穿孔形成腹膜炎后难以鉴别。如术中发现为梅克尔憩室炎应予以手术切除。

(八)术中发现为胃穿孔

胃穿孔最常见的原因是消化性溃疡。由于溃疡不断加深,穿透肌层和浆膜层,最后穿

透胃壁而发生穿孔。穿孔多发生于胃窦前壁，由于胃内容物沿右侧腹腔蔓延，可出现转移性右下腹痛的症状。且患者可出现体温升高和白细胞升高。而且比较小的穿孔或者为空腹穿孔时，如果大网膜迅速将穿孔部位包裹，在腹部立位平片下可能没有膈下游离气体。在此种情况下极容易被误诊为急性阑尾炎。此时如果为开腹手术，应延长切口，仔细探查。如果为腹腔镜手术，则较容易发现为胃穿孔。处理方式为胃穿孔修补，开腹修补和腹腔镜下修补均可。如怀疑恶性穿孔且身体状况可，可考虑行胃癌根治术。如果病情危重，生命体征不平稳，则可考虑仅行腹腔充分的冲洗引流、活检和穿孔修补，待条件允许时二次行胃癌根治术。

（九）术中发现为十二指肠穿孔

十二指肠穿孔发生之前数天往往上腹痛加重，一旦溃疡突然穿破，病人顿觉上腹部剧痛，疼痛难以忍受，疼痛可放射至后背或右肩。当胃肠内容物弥散至全腹时，则引起全腹持续性剧痛。由于大量胃肠内容物是沿右结肠旁沟流至右髂窝，故此处的症状特别明显，易误诊为阑尾炎。处理方式为根据术中情况行单纯溃疡修补或者行胃大部切除术。

（十）术中发现为回盲部包块

回盲部肿瘤合并阑尾炎，是一种临床症候，部分回盲部肿瘤是以阑尾炎为首发症状。患者就诊时，急性阑尾炎临床症状体征突出，而肿瘤的表现不典型，阑尾炎的临床表现掩盖了回盲部肿瘤的表现，常诊断为阑尾炎，把回盲部肿瘤漏诊。因此，在诊断阑尾炎时要考虑结肠癌存在的可能，尤其是大于40岁的患者注意如贫血、腹胀、大便不规律、习惯性改变。术中探查应仔细，如果发现阑尾炎症改变与症状不符，应延长切口继续探查，有无回盲部肿瘤可能性。如术中探查发现回盲部肿瘤并高度怀疑恶性占位，可考虑行右半结肠切除术，并尽量争取一期吻合。如有条件行术中冰冻活检，则可在活检的指导下行对

应的手术治疗。如患者一般状况差，生命体征不平稳，并发疾病较多，可考虑先切除阑尾，控制炎症，术后积极支持治疗，择期行右半结肠根治术。

（十一）术中发现阑尾有占位

术中阑尾占位可能为阑尾类癌、阑尾恶性黏液囊肿和阑尾腺癌等。如术中发现阑尾占位，且未累及阑尾根部，可先行阑尾切除，然后术中送冰冻活检。如病理证实阑尾占位为恶性病变且提示切缘阴性，可考虑关腹。如病理证实阑尾占位为恶性病变但提示切缘阳性，可考虑行根治性右半结肠切除术。如术中冰冻切片提示切缘阴性，但术后病理提示切缘阳性，则仍应二次手术行根治性右半结肠切除术。

比较特殊的情况为阑尾类癌，现称为阑尾神经类分泌肿瘤。神经内分泌肿瘤是起源于神经内分泌细胞的肿瘤。神经内分泌细胞是机体内具有神经内分泌表型，可以产生多种激素的一大类细胞。神经内分泌细胞遍布全身各处，因此神经内分泌肿瘤可以发生在体内任何部位，但最常见的是胃、肠、胰腺等消化系统神经内分泌肿瘤，约占所有神经内分泌肿瘤的2/3。按照肿瘤的增殖活性将神经内分泌肿瘤分级为：G1（低级别，核分裂象数1/10 高倍视野或 Ki-67 指数≤2％）、G2（中级别，核分裂象数2～20/10 高倍视野或 Ki-67 指数3％～20％）、G3（高级别，核分裂象数＞20/10 高倍视野或 Ki-67 指数＞20％）。分级为 G1 和 G2 的是高分化神经内分泌肿瘤，称为神经内分泌瘤。分级为 G3 的是低分化高度恶性肿瘤，称为神经内分泌癌。如果术后病理提示为阑尾神经内分泌瘤（G1 或者 G2），且切缘阴性，可不考虑二次手术。如果术后病理提示为阑尾神经内分泌瘤（G1 或者 G2），且切缘阳性，需行根治性右半结肠切除术。如果术后病理提示为阑尾神经内分泌癌（G3），则应二次行根治性右半结肠切除术。

(十二)术后残端出血

可先监测生命体征和血常规,并积极给予补液、静脉滴注止血药、必要时输血等措施治疗。如果保守治疗无效,患者血红蛋白持续下降,血压持续下降,则建议立即剖腹探查止血。术后怀疑腹腔出血时,是否需要剖腹探查,以及剖腹探查的时机尤为重要。如果延误剖腹探查时机,可能导致患者失去最佳手术时机,危及生命。因此,术后出现腹腔内出血时,积极保守治疗的同时,应严密观察患者生命体征、腹部体征及血常规变化。再次剖腹探查时,如发现残端出血,应予以缝扎止血。

(十三)术后切口感染裂开

急性化脓性阑尾炎、急性阑尾炎伴穿孔等情况下,术后切口感染甚至发生切口裂开的发生率很高。术后一经发现切口局部红肿热痛出现感染,首先要将切口局部敞开充分引流并换药,彻底清除皮下积液、异物及坏死组织,根据感染情况决定下次换药时间。渗液及坏死组织多的切口可每日换药1～2次,并充分引流。切口裂开也多为切口感染所致,一般不宜立即行切口缝合。应先积极引流和换药。

(十四)术后腹腔感染

急性化脓性阑尾炎或有穿孔的患者,腹腔感染较重。如果是开腹行阑尾切除,由于切口受限,术中不能彻底行腹腔冲洗引流,术后腹腔能出现感染和脓肿。可先考虑通畅引流并静脉使用抗生素,最好行腹腔引流液细菌培养和药敏试验,根据药敏结果选用抗生素。同时应积极行腹部CT检查,判断腹腔内感染的情况。如果有包裹性腹腔脓肿或积液形成,可考虑于B超引导下行腹腔穿刺置管冲洗引流。如经积极保守治疗,感染仍然无法控制,则应考虑行剖腹探查术,彻底冲洗腹腔,并寻找感染源,放置引流,术后积极抗感染治疗。

(十五)术后肠梗阻

术后早期肠梗阻是指术后30天内肠蠕动恢复后再次出现肠梗阻的症状、体征及X线影像学存在肠梗阻证据的一类肠梗阻。常见发病类型有术后麻痹性肠梗阻、炎性肠梗阻、粘连性肠梗阻、机械性肠梗阻四种。急性化脓性阑尾炎或有穿孔的患者,腹腔感染较重。术后可能出现炎性肠梗阻或粘连性肠梗阻。可用腹部立位平片和腹部CT进行诊断。由于患者腹腔存在感染或者术后下地活动不足等原因,术后极易出现肠梗阻。治疗首选保守治疗,主要治疗策略为禁食水、胃肠减压、灌肠、抑酸、抑酶、营养支持、维持水电解质平衡等治疗。如果保守治疗无效,并且排除麻痹性肠梗阻,可考虑行剖腹探查以解除梗阻。

(十六)术后肠瘘

急性化脓性阑尾炎或有穿孔的患者,腹腔感染较重,回盲部和回肠末端小肠炎症水肿均较重。术中操作要轻柔,否则容易出现肠壁医源性损伤,导致术后肠瘘的发生。患者主要临床表现为出现腹膜炎和发热等。腹腔引流管可引流出肠内容物。一旦怀疑出现术后肠瘘,不应保守治疗,应立即剖腹探查,寻找病变肠管。根据术中情况考虑行修补、肠切除肠吻合或者肠造瘘术。临床上肠外瘘主要发生在腹部手术后,是术后发生的一种严重并发症,主要的病因是术后腹腔感染、吻合口裂开、肠管血供不良造成吻合口瘘。小肠炎症、结核、肠道憩室炎、恶性肿瘤以及外伤感染、腹腔炎症、脓肿也可直接穿破肠壁而引起肠瘘。有些为炎性肠病本身的并发症,如克罗恩病引起的内瘘或外瘘。根据临床资料分析,肠瘘中以继发于腹腔脓肿、感染和手术后肠瘘最为多见。

(十七)术后阑尾残端瘘

阑尾残端瘘是指阑尾切除术后残端缝线脱落或阑尾脓肿形成行切开引流术时,术者手法粗糙导致阑尾腔开放与腹腔相通。早期易与阑尾术后其他并发症相混淆,后期切口迁延不愈。阑尾残端瘘是阑尾术后严重的并发症之一。其发生率较低。多数病人经保守治疗后能愈合,但仍有小部分病人须再次经腹手术。对于阑尾残端瘘,可以采取以下措施:①创口换药、瘘口引流、切口扩创治疗:阑尾术后残端瘘,瘘口一般较小,可予清创换药,保持创面清洁。如肠内容物经引流管口或切口流出,可予以通畅引流,如置入引流管,关键在于保持引流通畅,待炎症消退,粘连处瘘口自然愈合。②给予抗感染治疗,同时给予营养支持治疗。③对于超过3个月仍未愈合者,可经腹手术。根据腹腔炎症粘连程度及瘘口情况,行瘘口局部切除修整后缝合,或行肠段部分切除吻合术等。

(丰　帆)

参 考 文 献

陈孝平,汪建平.2013.外科学.8版.北京:人民卫生出版社.

渡边昌彦,上西纪夫,后藤满一,等.2012.小肠结肠外科手术操作要领与技巧.2版.北京:人民卫生出版社.

胡敏,熊乡情,刘琨,等.2015.腹腔镜阑尾切除术结合快速康复外科理念与传统方法疗效比较.广州医药,46(1):57-60.

金明珠.2010.急性阑尾炎的鉴别诊断.中国当代医药,17(3):151-154.

李连生,曾志刚.2011.阑尾切除术中特殊情况应对处理及方法.中国社区医师,16(13):81.

张启瑜,钱礼.2005.腹部外科学.北京:人民卫生出版社.

Ansari D, Gianotti L, Schröder J, et al. 2013. Fast-track surgery: procedure-specific aspects and future direction. Langenbecks Arch Surg, 398(1): 29-37.

Bhullar JS, Chaudhary S, Cozacov Y, ET AL. 2014. Acute appendicitis in the elderly: diagnosis and management still a challenge. Am Surg, 80(11): E295-7.

Bijelic L, Kumar AS, Stuart OA, et al. 2012. Systemic Chemotherapy prior to Cytoreductive Surgery and HIPEC for Carcinomatosis from Appendix Cancer: Impact on Perioperative Outcomes and Short-Term Survival. Gastroenterol Res Pract, 163284.

Bozkurt MA, Unsal MG, Kapan S, et al. 2015. Is laparoscopic appendectomy going to be standard procedure for acute appendicitis: a 5-year single center experience with 1, 788 patients. Eur J Trauma Emerg Surg, 41(1): 87-9. doi: 10.1007/s00068-014-0411-x. Epub 2014 May 31.

Bozlu G, Taskinlar H, Unal S, et al. 2015. The diagnostic value of red blood cell distribution width in children with acute appendicitis. Pediatr Int.

Carmignani CP, Sugarbaker PH. 2004. Synchronous extraperitoneal and intraperitoneal dissemination of appendix cancer. Eur J SurgOncol, 30(8): 864-868.

Chen S, Zou Z, Chen F, et al. 2015. A meta-analysis of fast track surgery for patients with gastric cancer undergoing gastrectomy. Ann R CollSurg Engl, 97(1): 3-10.

Correa J, Jimeno J, Vallverdu H, et al. 2015. Correlation between intraoperative surgical diagnosis of complicated acute appendicitis and the pathology report: clinical implications. Surg Infect (Larchmt), 16(1): 41-44.

De Franca Neto AH, Do Amorim MM, Nóbrega BM. 2015. Acute appendicitis in pregnancy: literature review. Rev Assoc Med Bras, 61(2): 170-177.

Egorov IV. 2014. Surgical treatment of atypical forms of acute appendicitis. KlinKhir, (4): 60-61.

Eom JM, Hong JH, Jeon SW, et al. 2012. Safety and clinical efficacy of laparoscopic appendectomy for pregnant women with acute appendicitis. Ann Acad Med Singapore, 41(2): 82-86.

Fu CY, Huang HC, Chen RJ, et al. 2014. HJ. Implementation of the acute care surgery model provides benefits in the surgical treatment of the acute appendicitis. Am J Surg, 208(5): 794-799.

Gehrig PA, Boggess JF, Ollila DW, et al. 2002. Appendix cancer mimicking ovarian cancer. Int J Gynecol Cancer, 12(6): 768-772.

Grigg-Gutierrez NM, Magno P, Toro DH. 2015. Appendicealmucocele: a diagnosis to keep in mind when encountering a retrovesicallesion. ClinGastroenterolHepatol,13(6):e59-60.

Gökaslan H,Sişmanolu A,Kaya H,et al.2002.Incidental carcinoid of appendix in cesarean section. Eur J ObstetGynecolReprod Biol,104(1):76-78.

Hassan S,Dhebri A,Lin L,et al.2013.Appendicealmucocele: a missed diagnosis. BMJ Case Rep, pii: bcr2012007983.

Kehlet H,Slim K.2012.The future of fast-track surgery.Br J Surg,99(8):1025-1026.

Kim-Fuchs C,Kuruvilla YC,Angst E,et al.2011.Appendicealmucocele in an elderly patient: how much surgery? Case Rep Gastroenterol. 5(3): 516-522.

Klarskov B,Jørgensen B,Kehlet H.2004.Fast-track rehabilitation after open surgery for acute appendicitis.UgeskrLaeger,166(11):1015-1017.

Konen O,Edelstein E,Osadchi A,et al.2002.Sonographic appearance of an appendiceal diverticulum. J Clin Ultrasound,30(1):45-477.

Kong VY,Sartorius B,Clarke DL.2015.Acute appendicitis in the developing world is a morbid disease.Ann R Coll Surg Engl,97(5):390-395.

Limousin IT,Azcárate JM,Cendón RG,et al.2009. Fast track antibiotic protocol in acute appendicitis. Cir Pediatr,22(3):142-144.

Lorenzon L,De Dominicis C,Virgilio E,et al.2015. The appropriate management of an appendicealmucocele.BMJ Case Rep,pii: bcr2014209045.

McShane C,HoneysettA.2013.What is the preadmission role in preparationn of patients for fast track surgery? AustNurs J,20(9):37-39.

Mitra B,Pal M,Paul B,et al.2013. Goblet cell carcinoid of appendix: A rare case with literature review.Int J Surg Case Rep,4(3):334-7.doi: 10. 1016/j.ijscr.2013.01.007.Epub 2013 Jan 23.

Munakata K,Uemura M,Shimizu J,et al.2015. Gasless transumbilical laparoscopic-assisted appendectomy as a safe and cost-effective alternative surgical procedure for mild acute appendicitis.Surg Today.

Nanavati AJ,Prabhakar S.2014.Fast-track surgery: Toward comprehensive peri-operative care.Anesth

Essays Res,8(2):127-133.

Oravsky M,Bak V,Schnorrer M.2014.Laparoscopic versus open appendectomy in treatment of acute appendicitis.BratislLekListy,115(10):660-662.

Pokharel N,Sapkota P,Kc B,Rimal S,et al.2011.Acute appendicitis in elderly patients: a challenge for surgeons.Nepal Med Coll J,13(4):285-288.

Pragacz K,Barczyński M,Kuchciński R,et al.2014. Utility of the laparoscopic approach to surgical treatment of acute appendicitis in a single surgical unit. WideochirInne Tech Maloinwazyjne,9(2): 234-238.

Ramalingam V,LeBedis C,Kelly JR,et al.2015.J, Soto JA,Anderson SW.Evaluation of a sequential multi-modality imaging algorithm for the diagnosis of acute appendicitis in the pregnant female.EmergRadiol,22(2):125-132.

Shapiro R,Freed JS,Reiner MA.1986.Appendiceal diverticulum: an unusual but not uncommon entity.N Y State J Med,86(3):155-156.

Slim K,KehletH.2012.Commentary: Fast track surgery: the need for improved study design. Colorectal Dis,14(8):1013-1014.

Steel MC,Jones IT,Webb D.2011.Appendicovesical fistula arising from appendiceal diverticulum suspected on barium enema. ANZ J Surg,71(12): 769-770.

Søreide K.2015.The research conundrum of acute appendicitis.Br J Surg,102(10):1151-1152.

Van den Boom AL,Gorter RR,Van Haard PM,et al.2015. The impact of disease severity,age and surgical approach on the outcome of acute appendicitis in children. Pediatr Surg Int,31(4): 339-345.

Virgilio E,Tallerini A,AddarioChieco P,et al.2015. Appendicealmucocele: the importance of getting a preoperative diagnosis.ANZ J Surg.

Wang H,Chen YQ,Wei R,et al.2013.Appendicealmucocele: A diagnostic dilemma in differentiating malignant from benign lesions with CT.AJR Am J Roentgenol,201(4):W590-5.

Warner TF,Seo IS.1979.Goblet cell carcinoid of appendix: ultrastructural features and histogenetic aspects.Cancer,44(5):1700-1706.

Wind P,Cappiello F,Douard R.2013.Surgical treatment of acute appendicitis. Rev Prat,63（4）：538-539.

Yang DJ,Zhang S,He WL,et al.2012.Fast track surgery accelerates the recovery of postoperative insulin sensitivity.Chin Med J（Engl）,125（18）：3261-3265.

Zhao JH,Sun JX,Gao P,et al.214.Fast-track surgery versus traditional perioperative care in laparoscopic colorectal cancer surgery：a meta-analysis.BMC Cancer,14:607.

Zubieta-O'Farrill G,Guerra-Mora JR,et al.2014.Villanueva-Sáenz E.Appendiceal diverticulum associated with chronic appendicitis.Int J Surg Case Rep,5(12):961-963.

Çetinkaya E,Erdoan A,AkgülÖ,et al.2015.M.High serum cancer antigen 125 level indicates perforation in acute appendicitis. Am J Emerg Med,33（10）：1465-1467.

第6章

脾 切 除 术

一、脾脏的外科解剖

1. 脾脏的位置和脾周韧带　脾脏位于左季肋部,在正常情况下是触不到的,它与第9、第10和第11肋的后部相联系,并由膈肌和肋膈角将其分开。如果将脾脏分为三部分,那么其上 1/3 与左下肺相邻,中间 1/3 与肋隔窦相邻,而下 1/3 与左侧胸膜和膈肌的肋部起始部分相邻(图 6-1)。

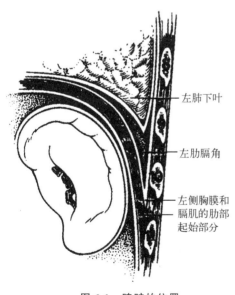

图 6-1　脾脏的位置

脾脏为一实质性器官,位于左上腹膈肌下,稍偏后外方。后外侧为隔面,呈凸形,又称为凸面;前面为脏面,呈凹形,又称为凹面。

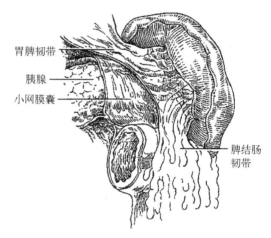

图 6-2　脾脏的解剖关系

在正常情况下,除与各邻近脏器的附着处及血管蒂部以外,脾的表面光滑。在其前内缘有脾胃韧带,内含胃短动静脉;在后上极有脾膈韧带;下极有与结肠脾曲相连的脾结肠韧带;后外侧有与左肾前方后腹膜相连的脾肾韧带(图 6-2)。脾借这些韧带与附近脏器相连并保持其肋缘上方的固定位置。平时脾脏不能触及。如这些韧带松弛,同时脾蒂又较长者,易形成游走脾。

2. 脾脏血管　脾动脉起自腹腔动脉,约 80% 在胰腺上缘稍偏后走行,约 8% 在胰腺走行,约 3% 走行在胰腺的前面。先后分出胃网膜左动脉及数支胃短动脉;之后,在脾门处分出几个分支入脾,称脾叶动脉。脾脏解剖研究结果显示:约 84% 的分为上极、下极 2

支,约 16% 分为上极、中级、下极 3 支,进入脾脏后,呈分段性分布。在灌注腐蚀标本的脾动脉造影片上发现两个重要特征,即脾叶之间、脾段之间存在着相对的无血管区,而脾动脉是脾实质的主要支持结构。这在脾脏挫裂伤手术修补或脾脏部分切除术时具有重要意义。

脾静脉分支一般与动脉伴行,位于动脉的后下方,分上、下极 2 支约占 50.9%,分上、中、下 3 支者约占 40.9%,分 4 支约占 0.9%,余下 7.3% 不形成明确的分支。这些脾静脉分支汇合成脾静脉主干,在胰腺的上后方向向右走行,汇集胃短静脉、左胃网膜静脉、胰腺静脉和肠系膜下静脉的血流,在胰颈的背侧与肠系膜上静脉汇合成为门静脉。脾门处淋巴引流,沿脾动脉至腹腔动脉旁淋巴结。

虽然脾脏缺如这种变异极其罕见,但是副脾却很常见。有时,副脾一般位于脾脏附近(脾门处、胃脾韧带内、大网膜内),数目 1 至数个不定。约 10% 的人群有副脾,多数只有 1 个副脾,但也有约 15% 的人有 2~4 个副脾。副脾大小为 0.2~1.0cm,多数无症状,但在脾功能亢进时,副脾也扮演了脾功能亢进的角色,在临床上有一定重要意义。

3. 脾脏生理功能　由于过去对脾的生理功能认识不足,对脾的外伤与疾病,数百年来一直采用脾切除术。近 30 年来,临床各种观察资料表明,脾切除术后患者不仅增加对感染的易感性,死亡率亦惊人地增加,特别是婴幼儿脾切除后暴发性感染较对照组大 60 倍,死亡率比正常人大 200 倍,其中以原发性血液病患者切脾后感染率最高。

随着免疫学研究的进展,脾脏在机体免疫功能中的重要作用越来越得到专家的共识,主要包括脾对血液中的细菌有过滤、吞噬作用,脾内所含大量 T 淋巴细胞和 B 淋巴细胞参与细胞免疫和体液免疫。脾产生

一种吞噬作用激素,能增强中性粒细胞的吞噬作用。脾所产生的备解素,有利于补体的激活。婴幼儿脾组织的发育较其他网状淋巴成熟早,在抗感染中有着重要的作用。而在脾切除术后则导致患者近期和远期免疫功能下降。因而,除脾切除术外,近年开展了脾修补术、脾部分切除术等新的手术方式。

二、脾切除术的适应证和禁忌证

1. 适应证

(1)外伤性脾损伤和脾破裂:腹部外伤时,若怀疑患者合并有其他脏器的损伤,则应手术探查。若确诊为单纯脾损伤时,可考虑先行保守治疗,保守治疗的指征是:循环状态稳定、无腹膜刺激征、无意识障碍、无凝血功能异常、估计出血量在 1000ml 以内。患者入院时,血压低下或循环状态不稳定的患者应予以输血,血压平稳的患者虽然可行非手术治疗,但必须经超声、CT 和腹腔穿刺随访观察。需大量输血或输血治疗后血压仍不稳定者,需手术治疗。手术时,原则上尽量选择保脾手术,如缝合止血及脾部分切除术,若手术时间过长,或者需要大量输血时,则应行脾全切除术。

(2)脾蒂扭转:一般脾脏在腹腔内几乎不会上下移动,但因有的患者脾胃韧带长短不一,通常可左右移动数厘米,引起脾脏过度移动,称为游走脾。游走脾可导致压迫症状或脾蒂扭转,则应手术治疗。

(3)脾脏肿瘤:脾脏的良性肿瘤有血管瘤和淋巴管瘤等,若肿瘤体积较大,有破裂的危险,应考虑手术切除。脾脏的恶性肿瘤,有血管肉瘤及淋巴管肉瘤等,若术前检查怀疑为恶性肿瘤,则应手术切除脾脏。

(4)脾脓肿:脾脏脓肿时,脾周一般广泛的粘连,应首先行超声引导下脾穿刺引流术,疗效不佳者行开腹脓肿切开引流术、脾脏部分切除术或脾全切术。

(5)脾囊肿:先天性脾囊肿、寄生虫性囊肿(包虫病)、肿瘤性囊肿、脾梗死或脾内出血等形成的继发性脾囊肿,都不是绝对的手术指征。

(6)脾功能亢进:晚期血吸虫病性脾大伴脾功能亢进、肝硬化门静脉高压症、肝外型门静脉高压症、区域性或特发性门静脉高压症所导致的脾功能亢进综合征。此时的脾切除常作为与其他的手术方式进行联合治疗的手段。对肝炎后或门脉性肝硬化所致的门脉高压症,即使在肝功能稳定的情况下,若非严重的继发性脾功能亢进,应严格掌握脾切除术的指征。对门脉高压症伴有明显的食管下端或胃底静脉曲张或有上消化道出血史者,切脾的同时做脾静脉或肠系膜上静脉与体静脉吻合术(分流术)或门奇静脉断流术。近年,主张对肝炎后肝硬化门脉高压症病人尽量不施行脾切除术,主要是由于脾切除后脾静脉、门静脉主干血栓发生率较高,对日后需行肝移植术时造成困难。

(7)脾动脉瘤:脾动脉瘤在消化器官的动脉瘤中发生率是最高的,女性多见,多数患者无症状。据报道,脾动脉瘤即使很小,亦可发生破裂出血,目前尚不可预知破裂的可能性,因此一旦发现,应予以经动脉栓塞或手术治疗。因动脉瘤位置不同,选择手术方式亦不同,可行动脉瘤切除＋脾动脉重建。若动脉瘤位于中枢侧,亦可只切除动脉瘤,不需重建脾动脉。脾切除＋脾动脉瘤切除也是手术的一种方式。

(8)附近脏器手术时合并切除:胃、胰、结肠及腹膜后组织的恶性肿瘤根治术,在需要时,可将脾一并切除。

(9)血液系统疾病:适用于切除术的血液系统疾病有先天性遗传性红细胞增多症、自身免疫性溶血性贫血(后天性)、内科治疗无效的特发性血小板减少性紫癜(ITP)和脾原发性恶性淋巴瘤等。白血病是否适应脾切除,目前仍有争论,但有报道表明某些白血病

可以通过脾切除达到缓解或部分缓解。

(10)适用于脾切除的代谢疾病有Gaucher病,其他的还有 Felty 综合征、疟疾和黑热病等。

2. 禁忌证

(1)全身状况很差的患者,常需适当延长手术准备时间,对于心、肺、肾功能不全的患者,也应较好地控制后才能进行手术。

(2)肝功能 Child 分级 C 级的患者,明显黄疸、腹水或伴有肝性脑病,均属手术禁忌证。

三、术前准备和麻醉

1. 术前准备

(1)当脾破裂需紧急手术时,患者常常伴有腹腔内大量出血,并出现失血性休克,故首先应该抗休克治疗。应在积极完善术前准备的同时,积极补液、输血,防治休克,完善必要的术前准备后,应尽快施行手术处理。

(2)择期手术应全面评估患者全身情况,对有肝硬化年老体弱的病人,待全身情况改善后,方可行手术治疗。应注意保护患者肝功能及心肺的代偿功能,纠正凝血功能不全和贫血。

(3)对有些择期施行脾切除术病人,需特别注意血液学方面的检查。如先天性溶血性黄疸的病人,因术前输血可造成突发溶血危象,故即使病人严重贫血,亦禁忌术前输血。血小板减少性紫癜,若具有补充血小板的指征,可安排在手术当日晨输入。原发性脾性中性粒细胞减少症、脾性各型血细胞减少症或其他类型的脾功能亢进症,可根据全身状况及临床检查结果,必要时输血。

(4)当中性粒细胞减少时,需应用抗生素。

(5)对某些血液病病人,特别是原发性血小板减少性紫癜,急症脾切除可能是挽救生命的措施。此前接受类固醇治疗者,术前及术后早期均需继续使用。

2. 麻醉

(1)气管内插管全身麻醉:脾破裂有严重的内出血及休克或合并有其他脏器损伤;粘连较多的巨大脾切除和复杂的脾切除;严重贫血病人。术前用药宜减量,麻醉时充分给氧。在血小板计数降低的病人,应十分注意避免损伤口腔和上呼吸道黏膜,否则可能导致出血。

(2)持续硬膜外麻醉:适用于一般的脾切除,尤其是肝功能代偿较差者。

四、手术步骤

开腹脾脏切除术的具体手术技术和步骤因脾脏的病理基础和要达到的治疗目的不同而有所差别。外伤性脾破裂的脾切除术一般为急诊手术,脾脏不肿大,要求手术尽可能迅速地控制出血以防止失血性休克。脾功能亢进时脾脏肿大,有时甚至为巨脾,脾脏的血管扩张,血池增加,不同程度地存在着贫血和凝血机制障碍。因此,脾功能亢进时的脾切除要求在手术的各个环节尽量减少出血的可能。体位依切口而定,一般取仰卧位,左侧腰背部可垫高10cm,手术台略向右倾斜。切口主要依脾脏大小和病情选择切口(图6-3)。

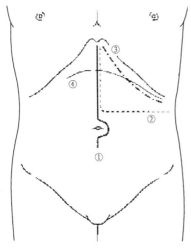

图 6-3 脾切除切口选择

(一)外伤性脾破裂脾切除

1. 切口 一般采用左上腹"L"切口,若术中考虑合并有肝脏挫裂伤,必要时可向右侧加一横切口。

2. 探查 脾破裂患者若出血量大,则腹腔探查必须迅速,要及时控制出血,以免因探查过程长,引起出血量加大。探查进腹后,要快速吸除腹腔内积血,同时向脾门及血块最多处探查。移去血凝块,以右手扪查脾脏,明确有无破裂伤,诊断为脾破裂伤后,向右侧牵拉脾脏,显露脾脏后方的腹膜,打开后腹膜,将脾向内侧翻转,显露脾蒂。用血管钳或手控制脾蒂,防止再出血,然后再吸净腹腔内积血,进行脾脏切除。在脾蒂钳闭之前,一直要用手指持续控制脾蒂,这是外伤性脾切除的手术要点之一。钳夹时应尽可能靠近脾脏,避免损伤胰尾。有时为了便于操作,也可暂时用一心耳钳或套有软橡皮管的肠吻合钳夹住脾蒂控制出血,使手术野得以充分显露。若发现仍有活动性出血,则应考虑合并有其他脏器或血管损伤,应继续探查明确,并进行进行相应处理。

3. 仔细处理脾周围的粘连、韧带及脾门血管 将脾切除(基本步骤同择期脾切除)。最后探查左肾、肝脏、贲门以下的消化道及其系膜,以免遗漏损伤。切除脾脏后,反复冲洗腹腔,明确无活动性出血后,亦要探查胰腺,明确有无胰腺断裂伤,偶有外院行脾脏切除术后患者胰瘘,经检查发现患者胰腺颈部断裂伤,术中未仔细探查明确,以至于漏诊。此类患者建议行胰体尾切除,胰腺颈部残端缝扎处理。

(二)脾功能亢进,肿大脾脏的切除

1. 切口 脾脏肿大不显著时,建议采用左上腹正中旁切口或经腹直肌切口,此切口对患者腹直肌损伤小。当脾脏较大或估计粘连较重时,可选择左一L切口或肋缘下切口,操作方便,以便更好地显露脾脏。亦可做腹横切口。必要时采用经第8或第9肋间的

左侧胸腹联合切口。

2. 探查 手术探查是进一步验证诊断,了解病变、病因和决定手术方式的重要一环。其中包括:①了解脾大的原因。②脾脏与周围组织的关系。③脾脏病变引起的局部解剖上的改变等,如脾周有无粘连、侧支循环的多少,脾动静脉情况以及有无副脾。④对肝硬化病人,应特别注意肝脏大小、肝硬化程度有无新生物等,并应检查门静脉系统有无血栓形成,测定门静脉压力。⑤对先天性溶血性疾病的病人,应检查胆囊及胆管有无结石。

3. 打开胃结肠韧带 提起横结肠,在靠近结肠系膜处无血管区,并沿横结肠方向自右而左地逐渐离断胃结肠韧带,再离断脾胃韧带,遇有血管时钳夹切断、结扎,直到近脾脏上极处。

4. 结扎脾动脉 打开胃结肠韧带进入小网膜囊后,助手用拉钩将胃体向右上方牵开,即可显露胰腺体尾部及周围后腹膜,在胰腺尾部上方可见或可扪到由右向左走行的脾动脉。当充血性脾肿大时,脾动脉较正常明显增粗、纤曲。在脾动脉搏动明显处打开腹膜,显露出脾动脉鞘。打开脾动脉鞘,游离出脾动脉 1~2cm,用直角钳在鞘内钩起脾动脉,在其下缘绕过背面穿出两根 7# 丝线,在相距 3~5mm 处分别结扎。打结时使用原位打结法,用力适度,不宜结扎过紧,避免脾动脉断裂。尤其当脾动脉壁有粥样变时,若突然用力结扎,易致脾动脉断裂。有少数患者脾动脉位于胰腺组织的背面,常规显露及分离困难,此时可显露胰体部,在靠近脊柱左侧胰腺上缘显露脾动脉,因该处的脾动脉距离胰腺上缘稍远,便于结扎。若在此处结扎脾动脉仍有困难,可先将脾脏游离,而后再处理脾动脉。结扎脾动脉后,用手轻柔地按摩脾脏,可以使脾内潴留的血液有效地流入循环血内,使得脾脏缩小,便于操作,并且可减少血液的丢失。因此对于肿大脾脏和巨脾的

切除应尽量先结扎脾动脉。

5. 分离脾脏方法有两种 其一,首先从后腹膜游离脾脏,将脾脏向右上翻转,将脾脏托出切口,自脾动、静脉的后面到达脾门,于此处控制脾动、静脉,结扎、切断胃短动静脉、脾结肠韧带及脾动、静脉等,摘除脾脏。其二,先完全游离脾脏,充分地分离和处理脾肾韧带和脾膈韧带。尤其是巨大的脾脏,粘连及侧支循环较多,分离时若不仔细,很容易引起大量出血。脾动脉结扎后,将脾稍加按摩即可迅速而明显地缩小变软。将脾脏向上向左轻柔地掀开,显露脾下极与脾结肠韧带,切断结扎脾结肠韧带。再将脾的外下方翻向内前侧,显露脾肾韧带,逐一予以离断。术者用左手深入脾背侧与膈肌之间,如粘连不严重时,沿脾膈韧带和脾脏与后腹膜之间的间隙,用电刀将疏松结缔组织分离;当粘连较严重、侧支循环较多时,将脾脏向内牵拉,在直视逐步切断缝扎脾脏与侧腹膜的粘连组织、脾膈韧带,使脾得以充分游离。因脾脏较脆,过度牵拉易导致撕裂、出血,故当脾脏周围粘连严重时,忌暴力操作。脾床可以用纱布垫填塞止血,亦可防止脾脏重新滑回腹腔。向外翻转脾脏或将脾脏托出切口,进一步切断脾胃韧带及胃短血管。注意脾上极和胃底之间的距离较短,钳夹时注意不要损伤胃壁。如位于其中的胃短血管粗大纤曲,在靠近胃壁一侧予以缝扎,以免结扎线脱落引起出血,胃壁行浆肌层缝合。此后脾脏的支持结构全部游离完毕,脾脏可以轻松地置于切口之外。

6. 处理脾蒂 脾游离后,助手将脾轻轻托住并翻向内侧,避免过度牵拉脾蒂。术者在脾蒂后方分离出胰尾,注意保护胰尾后血管。将胰尾从脾蒂分开后,再将脾脏翻向左侧,用血管钳或脾蒂钳夹住蒂部,在贴近脾门的血管钳的内侧切断脾蒂。若胰尾大且紧贴脾门或脾脏较大且脾门血管分支多,无法用钳夹法切断脾蒂,同时为避免损伤胰尾,此时

在近脾门处,将血管逐一游离出,再分别钳夹处理。

7. 移除脾脏　脾蒂残端先用粗丝线结扎,再以中号丝线贯穿缝扎。为稳妥起见,还可将血管各分支的断端用血管缝合线连续缝扎。

8. 对脾脏巨大、脾周围炎致粘连重的患者　建议先结扎脾动脉,而后显露脾下极,离断脾结肠韧带。显露出脾门,在脾门处仔细分离脾动、静脉各分支和属支,并将其逐一离断缝扎。然后自下向上离断脾门与后腹膜之间的结缔组织、侧支循环、脾胃韧带及胃短血管。再离断脾肾韧带、脾膈韧带,取出脾脏。此法可减少出血,避免胰尾损伤,但要求术者操作精细。

9. 最后　取出脾床的纱布垫,冲洗手术野,检查术野有无活动性出血,缝扎彻底止血。可将脾蒂残端和胰尾包埋缝合在后腹膜下。

10. 肝炎后肝硬化门静脉高压症行脾切除门奇静脉断流术后　为防止门静脉血栓形成,近年有人主张在胰腺颈部下缘左侧解剖出脾静脉汇入门静脉主干的根部,将其结扎,以避免术后脾静脉的血栓向门静脉主干延伸。

11. 如果回收脾血　可在脾脏取出后,迅速放松夹住脾门的血管钳,将脾血放出收集在盛有抗凝剂的保养液容器中,过滤入无菌输液瓶内。放血时勿用力挤压脾脏。如无禁忌,可用为自身输血。操作过程中应严格执行无菌技术。术中亦可用血液回收器回收脾血,但仅能回输红细胞成分,在大出血时可用此法回收脾血。腹腔引流冲洗腹腔,在左膈下放置引流,大网膜塞入脾窝。逐层关腹。

(三)腹腔镜脾切除

由于脾脏位于腹腔深部器官,传统开腹手术切口较大,腹腔镜切除术在这一方面有很大的优势。随着腹腔镜技术的进步,腹腔镜脾切除术越来越多地应用于临床,是脾切除术的良好适应证。特别是特发性血小板减少性紫癜、遗传性球形红细胞增多症、自身免疫性溶血性贫血,腹腔镜脾切除术已经成为标准术式。腹腔镜脾切除术的技术难点主要是控制术中出血,因为脾脏血供丰富,需结扎、切断多个动静脉,特别是巨脾及门静脉高压的患者,常常都伴有出血倾向,因出血导致中转开腹的概率增高,如何控制出血,降低出血的危险性,是腹腔镜脾切除术的成败关键。

手术适应证和禁忌证同常规开腹手术。

术前准备及麻醉选择同开腹脾切除术。

体位和穿刺点选择:腹腔镜脾切除术选右侧卧位、仰卧位。Trocar 穿刺时,取仰卧位,从后腹膜游离脾脏时,应取右侧卧位,切断胃短动静脉和脾动静脉时,应取仰卧位。这样变换体位是利用脾脏的自身重量,获得手术的良好视野。术者及扶镜者站在患者的右侧。

Trocar 穿刺点位置:脐左置入 10mm 的 Trocar 用于腹腔镜。沿左肋缘下,自中线向外侧,顺次穿刺置入 5mm、12mm、12mm 的 Trocar。必要时中线可加 5mm 的 Trocar。如图 6-4:A(10mm)腹腔镜;B(5mm)操作器件;C(12mm)操作器件;D(12mm)操作器件;E(5mm)操作器件。

手术步骤如下:

(1)患者取右侧卧位,切断脾结肠韧带和脾膈韧带(图 6-5)。

患者取右侧卧位,使脾脏向内侧翻转,将脾脏下极向上方牵开,显露脾结肠韧带,从下向上切断脾结肠韧带。沿此向上,就是脾膈韧带,直至脾上极。分离脾脏与左肾前方之间的疏松结缔组织,脾脏就可向内侧翻转,显露脾门。

(2)切断脾胃韧带、胃短动静脉(图 6-6):患者仰卧位,使脾脏回到原来的位置,切断脾胃韧带,有的患者脾胃韧带较短,将胃底向右侧牵开,以显露术野。此处应紧贴脾脏,以免

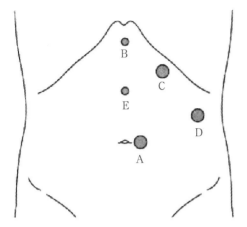

图 6-4　腹腔镜脾切除 Trocar 穿刺点位置

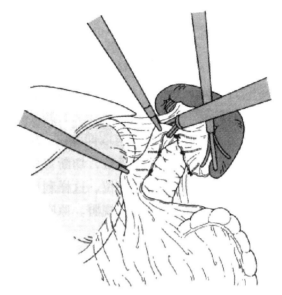

图 6-6　切断脾胃韧带

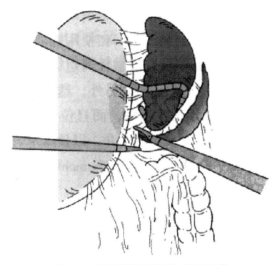

图 6-5　切断脾结肠韧带、脾膈韧带

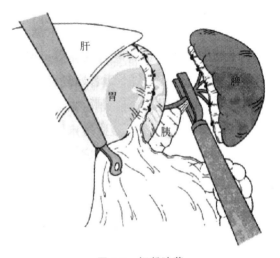

图 6-7　切断脾蒂

损伤胃。如遇较粗血管,超声刀不可靠时,建议使用可吸收夹夹闭。

（3）切断脾蒂（图 6-7）:经过以上操作后,脾脏仅通过脾动静脉与胰脾韧带相连。然后用腹腔镜下切割闭合器切断胰脾韧带。此处注意保护胰尾部,应紧贴脾门,若胰腺组织伸至脾门,可先将脾下极血管结扎切断处理后,显露胰尾,然后用切割闭合器切断余下部分。

（4）取出脾脏（图 6-8）:将脾脏放入收容袋中。将收容袋的入口引出体外,适当扩大创口,用血管钳破碎脾脏,一点点取出。尽量

避免破碎脾脏脱落入腹腔,导致异位再生。

（5）取出脾脏后,仔细检查术野,确认无出血,于膈下放置引流管。

（6）术后处理同开腹手术。意外情况处理:腹腔镜脾脏切除术的难点在于术中控制出血,可先在胰尾后上方游离出脾动脉,结扎或用血管吊带悬吊,以控制出血。

（四）脾修补术

因脾脏具有广泛的抗感染和抗肿瘤的生

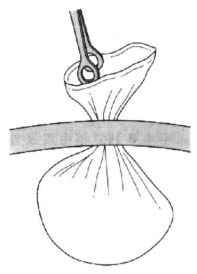

图 6-8 取出脾脏

理功能,因此脾损伤时,只要具备一定的条件和指征,应尽量采用保脾技术。单纯的轻度的外伤性脾破裂,尤其是儿童患者,若无影响生命的体征出现时,在严密观察下进行谨慎的保守治疗,一部分病例可在非手术治疗下痊愈。这要求对疑为脾损伤的病人在采取各种抢救措施的同时,进行周密的检查,排除其他合并损伤,而且应随时准备进行必要的紧急手术处理。

手术指征:①远离脾门浅表的 1~3 度的脾裂伤。②外伤性脾包膜下血肿,在血肿清除后脾实质的浅在裂伤。③不合并其他腹内脏器的破裂或穿孔,病人全身情况稳定。

患者仰卧位,行气管内全身麻醉。无休克和急性失血者可选用硬膜外腔阻滞麻醉。建议采用气管内全身麻醉,以利于腹腔内探查。

手术步骤步骤如下:

(1)要求良好的腹肌松弛,以利于左上腹区的良好显露。

(2)仔细探查腹内脏器有无合并伤存在。若合并有消化道穿孔,虽经手术处理,即不再适应脾裂伤修补术。

(3)充分显露和游离脾脏,根据伤情决定

手术方式。如有活动性出血,可用压迫止血,暂时控制脾蒂止血;有较大出血也可将脾动脉结扎,但结扎部位应靠近脾门 5cm 以内,且不要分离脾周围组织,防止破坏侧支循环而造成脾缺血坏死。

(4)脾裂伤处在修补前应清除血凝块和已碎裂断离的脾组织。然后用血管缝合线(3-0,4-0)或薇乔(2-0,3-0)等可吸收缝合线作间断褥式缝合,进针距创缘 0.5cm,由于脾脏质脆易碎,缝合时应尽可能缝住创缘之脾包膜,并可用明胶海绵或大网膜做衬垫,进针、出针时避免粗暴,结扎时均匀用力,避免撕裂。

(5)裂伤修补后,应观察 10~15min,若有出血,即再给予有效处理;若无出血,则将网膜游离后固定于裂伤处,以使其愈合。

(6)脾修补术后,建议脾创处放置引流管,以利于术后观察创面是否出血,若无再次出血,可以 48h 内拔除。

(7)术后处理:早期卧床休息,注意全身情况及血压、脉搏的变化,随时注意有无再出血及休克发生。病情平稳胃肠蠕动恢复后,可开始进食。

(五)脾部分切除术

手术指征:①脾脏严重的横行裂伤,未涉及脾门血管。但裂伤远端脾实质血供不良。②脾上极或下极的粉碎性破裂。③脾的某些疾病,如囊肿良性肿瘤仍可保留一定的脾组织及功能。

术前准备及麻醉选择:同脾切除术。

手术步骤如下:

(1)以手控制脾门血管后充分游离脾脏,直视下判定伤情,并迅速移去腹内及脾周围积血。

(2)仔细检查和清除脾破裂处之凝血块碎离组织,并以手指或刀柄钝性去除失去生机的脾组织。脾脏良性肿瘤行脾脏部分切除时,应仔细解剖脾门动脉分支,可用动脉夹阻断切除脾脏切除部分动脉,观察脾脏缺血线后,用直线切割闭合器切除部分脾脏。

(3)将脾断面活跃性出血的血管支妥为缝扎。

(4)结扎脾损伤部位的脾外动脉分支。

(5)脾实质断面用血管缝合线或薇乔缝合线作垂直褥式缝合,并以网膜覆盖。

(6)放置腹腔引流。

五、术中意外情况处理及注意事项

1. 对于肝硬化所致的充血性脾大患者 有时行脾切除不能达到令人满意的效果。如:①因为手术创伤导致患者肝功能恶化;②由于门静脉的血栓形成,加重食管下端静脉曲张程度,甚至发生破裂出血;③虽然脾切除可以减少门静脉 $20\% \sim 40\%$ 的血液来源,消除脾功能亢进所造成的血液方面的改变,但未能解决肝脏代偿及出血的问题。故对手术指征的选择应慎重。若病人已有食管下端静脉曲张或上消化道出血史,应同时行门-奇静脉断流术;对肝功能代偿较好者,除行脾切除门-奇静脉断流外,可行选择性门-体静脉分流术。

2. 脾切除术前 一般不建议放置胃管,这样不仅可以减少病人痛苦,而且对有食管下端及胃底静脉曲张的病人,下胃管过程中可能导致血管损伤出血。如果手术中因患者胃胀气影响操作,可行穿刺抽吸减压,以利手术操作。

3. 腹腔探查时 应结合具体探查情况做全面综合分析。对于肝硬化较重、肝脏代偿功能较差的患者,脾大且粘连、脾周围炎较重及侧支循环较多的患者,若行脾切除术难度很大,不可勉强进行。因为在此种情况下强行实施脾切除术,则可能导致大量失血、创伤、侧支循环的破坏,以及机体抵抗力低下引起术后感染等,均易诱发肝性昏迷;或者因为手术本身的困难,发生难以控制的大量失血及严重休克、甚至死亡。

4. 肿大脾脏或巨脾切除时 建议先结扎脾动脉,其优点如下:①经挤压后,脾内部分积血回流至体循环,起到自身输血的作用;②游离脾脏时会减少出血量;③脾脏变软缩小,有利于显露手术野及操作;④减少因不慎引起脾动脉出血的危险性。

5. 脾破裂出血患者行脾切除时 要迅速控制脾蒂,并在控制脾蒂的情况下完成其他主要步骤。

6. 游离脾动脉时 应切开动脉的外鞘,在鞘内进行,注意避免损伤伴行的脾静脉及属支。其要点是将直角钳从脾动脉下缘伸入血管的背面进行分离,不要从上缘向下绕过。若不小心误伤脾静脉或其属支发生大量出血时,切忌在显露不充分的情况下以血管钳盲目钳夹,以免进一步撕裂静脉,造成更加严重出血。此时应让助手以纱布填塞、压迫止血。然后迅速游离脾脏,将脾蒂及胰腺尾部游离后,暂时用心耳钳或带橡皮管的肠吻合钳夹住止血,然后根据情况处理出血的静脉。

7. 术中应充分游离脾周韧带 当脾脏巨大或脾周围炎严重时,脾脏与周围组织粘连严重,使其他器官组织变得菲薄,甚至挛缩变形而且操作空间狭小,容易造成其他组织或器官损伤。

8. 有的患者脾胃韧带较短,脾胃韧带中有胃短动、静脉从中通过 处理脾胃韧带时,应尽量靠近脾脏侧,勿钳夹胃壁造成损伤。避免因钳夹胃壁造成局部缺血坏死,术后并发胃瘘。血管断端应以贯穿缝合法结扎,必要时缝线可穿过胃壁的浆肌层,以防滑脱出血。

9. 在处理脾蒂时 不宜暴力牵拉,因为脾静脉壁较薄,暴力操作易致脾静脉破裂造成大出血。钳夹和结扎静脉时应徐缓均匀用力,避免撕裂病变的静脉。最好先用 4 号丝线结扎,在两结扎线之间用两把血管钳夹住,然后在两钳之间切断静脉,再用 4-0 血管缝合线缝扎。若脾静脉不慎撕裂,切勿慌张盲目钳夹,用心耳钳或带橡皮的肠吻合钳夹住脾蒂暂时止血,仔细分离出破裂的脾静脉,然后结扎或缝扎。有的患者脾蒂很短,当脾静脉破裂后残端回缩至胰尾后方,此时应先将脾脏迅速摘除,显露手术操作空间,将胰尾向右侧牵拉,再将胰尾连同脾静脉一并向右侧游离,显露脾静脉残端后,在钳夹的近端缝扎脾静脉。有时因脾蒂未充分游离,不能用手捏住,则可将手伸入小网膜囊,将胰体上缘压向脊柱以阻断脾静脉血流,然后再进行脾蒂的游离及处理。

10. 手术中大出血的另一常见原因 是在搬移脾脏至切口外时,发生脾蒂破裂。预防的方法如下:

(1)腹部切口不宜过分求小,首先需保证手术安全,麻醉必须良好,肌肉松弛,不致在搬移脾脏时因切口过小或腹肌紧张,造成困难,导致脾蒂破裂。

(2)必须在充分游离脾脏周围韧带后才可移出脾脏。有时巨大脾脏所以不能移出切口,除脾周围炎粘连外,往往是脾肾韧带、脾结肠韧带或胃脾韧带上缘太短或粘连,使脾脏的上后极被拖拽于膈肌之处。遇此情况,如果脾脏或其他部分粘连已游离,可用电刀分离脾肾韧带(或如前述腹膜外游离),将脾脏向下向内翻开,在直视下钝性或锐性分离脾膈韧带。然后将大部分脾脏包括下极托出切口外,用手指从上方伸入胃脾韧带的深面,将韧带轻轻顶起,在直视下钳夹、切断、缝扎。脾上极游离后,脾脏即可托出切口外。

(3)移出脾脏时,动作应轻柔先将脾下极移至切口外,然后按顺时针方向稍许转动,如遇阻力,查明原因,不可强行移出。

(4)已如前述将脾动脉结扎可使脾脏变小、变软,有助于脾脏地移出,并且当脾蒂破裂时,也便于处理。如果结扎脾动脉有困难,可将胃脾韧带、脾结肠韧带尽可能游离切断充分显露胰尾上下缘及脾蒂后,再搬移脾脏,即使发生脾蒂出血,也可用手迅速将脾蒂捏住。

11. 脾床出血可在手术中及手术后发生 常见的出血来源为胃短动、静脉、脾蒂血管及腹膜后曲张静脉破裂出血,或分离后的粘连面渗血。分离粘连时,除较疏松的粘连外,可靠的方法是在直视下钳夹后切断、贯穿缝扎。如手术时发现腹膜外有明显粗大的曲张静脉,应注意保护,作腹膜后分离。如果曲张静脉破裂出血,也不要任意钳夹,以免造成更多的撕裂。可先用手指压迫,然后在其上、下连续缝合止血。脾蒂渗血多数因胰尾裂伤所致,须用血管缝合线褥式缝合止血。如果脾蒂系用双重结扎加缝扎法处理,一般滑脱的机会甚少,但最好将血管分离后予以结扎或缝扎,如果结扎包含软组织太多则易滑脱或松脱。一般脾床渗血可用热盐水垫压迫止血,较大的出血点应予结扎或缝扎。关腹前必须仔细检查有无出血点。术后,观察引流管流出的液体是否有新鲜血液。如果引流管的血量较多,经一般止血措施无效,或病人出现休克现象时,则应重新考虑手术止血。有时,特别是肝功能较差或手术时间较长失血或输血较多的病人,由于凝血功能的障碍,脾床常渗血不止,若经一般止血措施处理后无效,应深究其原因,并作相应的处理。

12. 对于原发性血小板减少性紫癜、先天性溶血性贫血等病人 应注意将副脾切除,否则可能复发。副脾多位于脾门及胰尾附近,但亦有在大网膜、胃脾韧带、肠系膜根部等处者,应仔细寻找。

13. 对于脾破裂导致的腹腔内积血 如无其他内脏损伤或污染及溶血时,应予收集,用为自身输血,以节约输血量。至于充血性脾肿大的脾血是否可以利用的问题,仍有争论。一般认为若无禁忌(如感染等),可以利用。但取血时不要挤压脾脏,挤压的脾血输入后常常反应较多,如发热、溶血性黄疸等。

14. 脾破裂摘除后 仔细检查其他腹内脏器是否有损伤,并予以处理。较常与脾破裂同时发生的是结肠脾曲或肝左叶破裂。有时可合并左肾或胰腺挫裂伤,不可忽略。

15. 保留脾手术以脾裂伤修补术最能保存脾的生理功能　不低于原体积的30%~50%为最佳。采用脾脏的保留手术应强调手术时对伤情的判断、术式的正确选择。保留脾手术不能取代脾切除术,尤其当有合并其他脏器损伤,腹内大出血休克时,更宜慎重。

六、术 后 处 理

(1)肝硬化的患者切除术后,术后可能发生肝功能代偿不全、肝功能衰竭,如出现腹水、黄疸,甚或肝性脑病。应加强保护观察和治疗。

(2)注意继发性出血,发现后应及时处理。出血不止时,应急行手术止血。

(3)保持腹腔引流通畅,若膈下积存血液或渗出液时,易致膈下感染。膈下感染又可能引起左侧胸腔感染,应予注意。

(4)一般手术后48h可拔除引流管。

七、术 后 并 发 症

脾切除的手术后并发症与疾病本身有密切关系。主要并发症如下。

1. 休克　发生于术中或手术后。术后迟发性腹内出血常发生在脾功能亢进和肝功能较差的病人。对于这些病人应在术前术后采取措施,改善凝血功能,以防治出血。另外的常见原因系脾脏血管及侧支循环血管的损伤、血管的结扎线不紧或滑脱,或创面渗血等所引起。如遇较粗血管,建议血管残端缝扎处理。因此,脾脏切除后对手术区的反复检查及彻底止血,是预防手术后出血的一项非常重要的措施,不可忽视。

2. 感染　常见的是膈下感染,有时可以形成膈下脓肿。多与积血或手术中损伤胰腺有关。手术后膈下放置引流,可减少膈下发生感染的机会,但并不能根本防止其发生,最重要的预防方法仍是手术时的彻底止血、严格无菌技术及避免胰腺损伤。术后3~4天,

体温又回升高者,要高度警惕,及时详查。如已形成脓肿,应及时放置引流管通畅引流。

3. 门静脉血栓形成　脾静脉形成为脾切除后较常见的并发症。术中结扎脾静脉后,因近端成为盲端,加之脾切除后血小板增高血液黏滞度增加及脾静脉断端残留较长,故极易产生血栓。多数病人表现持续较久的低度或中度发热;少数严重患者,血栓可由脾静脉延伸至门静脉,发生门静脉血栓。临床上出现腹痛、发热白细胞升高及黄疸等。有时甚至可促使门静脉压力升高导致食管下端曲张静脉破裂出血。故当血小板计数极度升高达1000×10^9/L以上时,可考虑用肝素等抗凝治疗。如并发感染后常出现高热腹痛和败血症等症状,应注意防治。脾静脉炎常为脾切除术后高热不退的主要原因,但也须注意除外由于脾切除术后,病人免疫力下降易遭致感染的可能。

4. 肺部并发症　除一般上腹部手术较常见的肺不张和肺部感染外,较多见的是左侧胸腔积液。可能与手术部位影响膈肌的运动,手术时对膈肌的刺激,以及手术后膈下感染有关。小量积液除发热外,病人多无其他不适积液常可自行吸收,不需特殊处理。大量积液尤其是急骤发生者,可严重影响病人的通气功能,发生呼吸困难,可进行胸腔穿刺抽液,可注入抗生素以预防感染。少数由于膈下感染所致的胸腔积液可继发感染成为脓胸,应注意并及时处理。

5. 急性胰腺炎　是少见并发症,一般是由于术中损伤引起。对于有剧烈上腹或左上腹疼痛的病人,应及时测定胰淀粉酶,以明确诊断,及时处理。若出现胰漏,只要保持引流通畅,多能保守治愈。

6. 黄疸和肝性脑病　多见于肝硬化的病人,一般预后较差,应提高警惕,及时防治。

(汪庆强　马　奔)

参 考 文 献

曹金铎.2002.脾脏外科.北京:人民卫生出版社.

方先业.2007.腹部外科手术技巧.北京:人民军医出版社,436-449.

瞿全.2001.腹腔镜脾切除在血液病中的应用.腹部外科,14(4):255-256.

罗绍凯.2003.临床血液病.北京:科学出版社,337-336.

马德胜.2001.脾脏疾病与临床.北京:军事医学科学出版社,144-264.

王国良.2005.临床脾脏病学.北京:人民卫生出版社.

杨建勇.2002.介入放射学临床实践.北京:科学出版社,265-271.

Bismuth H.1983.Postopertative strictures of the biliary tract.In:Blumgart L(ed).The Biliary Tract. Clinical Surgery International Series.Edinburgh, Scotland:Churchill Livingstonge,209-218.

Brigden M,Pattulle A.1999.Prevention and managemengt of overwhelming postsplenectomy infection-an update. Crit Care Med,27(4)836-842.

Cocanour CS,Moorc FA,Ware DN,et al.1998.Delayed complications of nonoperative management of blunt adult splenic trauma.Arch Surg,133:619-625.

Craig AG, Chen LD, Saccone GT, et al. 2001. Sphincter of Oddi dysfunction associated with choledochal cyst. J Gastroenterol Hepatol,16: 230-234.

Davida PH, Tanka AK, Rauws EA, et al. 1993. Benign biliary strictures. Surgery or endoscopy Ann Surg,217:237-243.

Davis KA, Fabian TC, Croce MA, et al. 1998. Improved success in monoperative management of blunt splenic injuries: embolization of splenic artery pscudoaneurysms. J Trauma, 44 (6): 1008-1015.

Delarue A,Chappuis JP,Esposito C,et al.2000.Is the appendix graft suitable for toutine biliary surgery in children J Pediatr Surg,35:1312-1316.

Funabiki T,Sugiue K,Matsubara T,et al.1991.Bile acids and biliary carcinoma in pancreaticobiliary maljunction.Keio J Med,40:118-122.

Goan Y, Huang M, Lin J.1998.Nonoperative man-agement for extensive hepatic and splenic injuries with significant hemoperitonem in adults. J Trauma,45(2):360-364.

Hassab, Ma. 1967. Gastroesophageal decongestion and splenectomy in the treatment of esophageal varices in bilharzial cirrhosis:Further studies with a report on 355 operations.Surgery,61:169-176.

Holdsworth RJ,Irving AD,Cuschieri A.1991.Posts-plenectomy sepsis and its mortality rate:actual versus perceived risks. Br J Surg, 78 (9): 1031-1038.

Itoi T, Shinohara Y, Takeda K, et al. 2000. Nuclear cyclin D1 overexpression is a critical event associated with cell proliferation and invasive growth in gallbladder carcinogenesis. J Gastroenterol, 35: 142-149.

Iwai N,Tokiwa K,Tsuto T,et al.1986.Biliary manometry in choledochal cvst with abnormal choledochopancreatico ductal junction.J Pediatr Surg,21: 873-876.

Iwase T, Nakazawa S, Yamao K, et al.1997.Ras gene point mutations in gallbladder lesions associated with anomalous connection of pancreatobiliary ducts.Hepatogastroenterology,44:1457-1462.

Kato T,Hebiguchi T.Matsuda K,et al.1981.Action fo pancreatic juice on the bile duct:pathogenesis of congenital choledochal cyst. J Pediatr Surg, 16: 146-151.

Lilly JR.1979.The surgical treatment of choledochal cyst.Surg Gynecol Obstet,149:36-42.

Lynch AM,Kapila R.1996.Overwhelming postsplenectomy infection. Infect Dis Clin North Am, 4: 693-707.

M Rosen,F Brody,RM Walsh,et al.2002.Outcome of laparoscopic splenectomy based on hemalologic indication.Surg Endosc,16(2):272-279.

Matsubara T, Sakurai Y, Zhi LZ, et al. 2002. K-ras and p53 genemutations in noncancerous biliary lesions of patients with pancreaticobiliary maljunction.J Hepalobiliary Pancreat Surg,9:312-321.

Nagai M,Kawarada Y,Watanabe M,et al.1999.Analysis fo microsatellite instability,TGF-beta type II teceptor gene mutations and hMSH2 and hMLH1 allele losses in pancreaticolbiliary maljunction-associated biliary tract tumors.Anticancer Res,19:1765-1768.

Nakamura,H.1996.hassab operation with intraoperative endoscopic injection sclerotherapy ("Hassab-EIS") for esophagogastric varices: with an autopsied case after excessive gastric vascular damage.Hepato-Gastroenterology,43:980-986.

Nwormeh BC,Nadler EP,Meza MP,et al.2004.Contrast extravasation predicts the need for operative intervention in children with blunt splenic trauma. J Trauma,56(3):537-541.

Pachter HL, Guth AA, Hofstetter SR. 1998. Changing patterns in the management of splenic trauma:The impact of nonoperative management. Ann Surg,227(5):708-719.

Pitt HA Venbrux AC,Coleman J,et al.1994.Intrahepatic stones.The transhepatic team approach.Ann surg,219:527-535.

R.Danicel Beauchamp,Michael D.Holzman,Timothy C.2004.Fabian.Spleen.In:Courtney M.Townsend. SABISTON TEXT BOOK OF SURGERY. 17th Ed.Philadephia:Elsevier SAUNDERS,1679-1708.

Rothlin MA,Lopfe M.Schlumpf R,et al.1998.Long-term results of hepaticojejunostomy for benign lesions of the bile ducts.AM J Surg,175:22-26.

Salis A,Pais SO,Vennos A,et al.1999.Superselective embolization for a traumatic intrasplenic arteriovenous fistula.J Trauma,46:1863-1880.

Scarnes S,Klein P,Magagna L,et al.1998.Computed tomographic grading is useful in the selectiong of patients for nonoperative management of bunt injury to the spleen.Am Surgeon,64(8):743-749.

Schurr MJ,Fabian TC,Gavant M,et al.1995.Managemnet of blunt splenic trauma:computed tomography contrast blus ptrdicts trauma: computed

tomography contrast blush ptrdicts failure of nonoperative management.J trauma,39(3):507-513.

Sclafani SJ,Shaftan GW,Scalea TM,et al.1995.Nonoperative salvage of computed tomography-diagnosed splenic injuries: utilization of angiography for triage and embolization for hemostasis.J Trauma,39(5):818-827.

Seisher SG,Cates JA,Hunt KK,et al.1994.Pancreatitis associated with adult choledochal cysts. pancreas,9:6332-637.

Tanno S,Obara T,Fujii T,et al.1998.Proliferative potential and K-ras mutation in epithelial hyperplasia of th gallbladder in patients with anomalous pancreaticobiliary ductal union. Cancer, 83: 267-275.

Todani T, Watanabe Y, Toki A, et al. 1987. Carcinoma related to choledochal cysts with internal drainage operations.Surg Gynecol Obstet, 164:61-64.

Tsuchida A,Nagakawa Y,Kasuya K,et al.2003.Immunohistochemical analysis of cyclooxygenase-2 and vascular endothelial growth factor in pancreaticobiliary maljunctionl.Oncol Rep,10:339-343.

Tsuchida Y,Takahashi A,Suzuki N,et al.2002.Development of intrahepatic biliary stones after excision of choledochal cysts. J Pediatr Surg, 37: 165-167.

Volyles CR,Smadja C,Shands WC,et al.1983.Carcinoma in choledochal cysts. Age-related incidence. Arch Surg,118:986-988.

Weyant MJ, Maluccio MA, Bertagnolli MM, et al. 1998.Choledochal cysts in adults:a report of two cases and review of the literature.Am J Gastroenterol,93:2580-2583.

第7章

胆囊切除术、腹腔镜胆囊切除术

一、胆囊生理功能和外科解剖

(一)胆囊的生理功能

胆囊是人体的重要消化器官,不仅具有储存、浓缩、排泄胆汁功能,还具有调节肝内外胆道压力以及分泌和免疫作用。一般肉食动物和间歇性进食的动物多具备胆囊,在饥饿状态下,胆汁在胆囊内储存、浓缩,进食后,胆汁从胆囊排至肠道,参与消化作用。肝脏每日分泌 800～1000ml 的胆汁,其中约 50% 经胆囊浓缩后储存于胆囊内。

胆囊壁由黏膜、肌层、浆膜构成。黏膜为单层柱状上皮,有时会深入固有层甚至肌层,形成 Aschoff 窦,常成为胆石生成的部位。胆囊黏膜上皮细胞可通过对胆汁中钠离子的积极吸收,氯离子同时被动的吸收转移至细胞间隙,由于渗透压的关系,水分子也进入细胞间隙被吸收。每吸收 1 分子的氯化钠可同时吸收 400 个水分子,故胆囊有强大浓缩功能。胆囊黏膜易吸收脂溶性物质,不易吸收大分子的水溶性物质。此外胆囊黏膜每小时可分泌约 20ml 黏液性物质,主要为胆囊黏膜固有层分泌的免疫球蛋白(IgA),可保护和润滑胆囊黏膜,此外这也是肠道 IgA 的主要来源,保护肠道黏膜不受次级胆汁酸等的侵犯。胆囊管梗阻时,胆红素被吸收,胆囊内积存无色透明的胆囊积液,也被称为"白胆汁"。

胆囊的平滑肌层由二层肌纤维构成,外层为纵行排列,内层为螺旋状排列,胆囊底部平滑肌层最厚,其次为胆囊颈部,体部最薄。进食脂餐后,胆囊收缩素(cholecystokinin)等增加,促进胆囊平滑肌收缩并舒张胆总管下端及 Oddi 括约肌,使胆汁排至十二指肠。该过程中,胆囊体积减少 50% 以上,但平均只排出约 84% 胆囊内胆汁,故胆囊内始终存留有一部分浓缩的胆汁。

由于胆囊对水分的吸收和对胆汁的浓缩作用及其可膨胀性,在调节胆道系统压力上有重要作用。当胆管内压力高于 0.49kPa 时,胆汁便开始沿胆囊管进入胆囊,禁食期间,胆管内压力可达到 1.47～1.96kPa,故胆汁大部分是流入胆囊内浓缩、储存。胆囊的生理位置和胆囊管的螺旋瓣有助于借虹吸作用将胆囊充盈。胆囊切除后,肝脏的胆汁分泌不会减少,可发生胆总管代偿性扩张,扩张后的胆管末端由鸟嘴型变为圆钝型,使排出胆汁形成涡流,导致胆总管结石发病率增高。

(二)胆囊和肝外胆道的解剖

1. 胆囊　胆囊是肝外胆道系统的重要组成部分,它和胆总管、肝总管、肝左管和肝右管共同组成了肝外胆道系统。胆囊借由疏松结缔组织附着于肝脏面的胆囊窝,其下覆以腹膜。在疏松结缔组织中,常有小血管通过,在胆囊切除过程中应注意止血,此外偶尔有小的副肝管由肝脏直通胆囊,胆囊切除术中应妥善处理,避免术后胆汁瘘。

胆囊长8~12cm,宽3~5cm,容积40~60ml,分底部、体部、颈部和胆囊管四部分,胆囊底部稍突出于肝下缘,体表投影相当右锁骨中线或右侧腹直肌外缘和右肋弓交点。胆囊炎症时,此处有压痛及反跳痛。胆囊颈起始部膨大,形成Hartmann囊,较大的胆囊结石可嵌顿于此,引发急性胆囊炎。胆囊管长2.5~4cm,直径0.3~0.4cm,近胆囊一端有螺旋状黏膜皱襞称Heister瓣,可以使胆囊管不至于过度膨大或缩小,有利于胆汁的进入和排出,此处胆囊内小结石易存留,术中应注意取出。胆囊管近胆总管的一段内壁光滑,呈锐角于肝总管汇合称为胆总管。胆道炎症而导致Hartmann囊或Heister瓣水肿或有结石嵌顿时,可导致胆囊积液。

2. 肝总管和胆总管 肝总管长约3cm,直径0.4~0.6cm,下端与胆囊管汇合成胆总管,上端由肝左管、肝右管汇合而成。肝右管主要引流右半肝的胆汁,由右前叶肝管和右后叶肝管汇合而成,自肝门后上方出肝,较短粗,长0.8~1cm,其与肝总管汇合处的角度较大。肝左管主要引流左半肝的胆汁,由左外叶肝管和左内叶肝管汇合而成,横部位置相对表浅,横行于肝门左半,长2.5~4cm,其与肝总管汇合处的角度较小。肝总管前方有时有肝右动脉或胆囊动脉走行,在术中应注意避免损伤。

胆总管分为十二指肠上段、十二指肠后段、胰腺段和十二指肠壁段,末端与胰管汇合后略膨大,形成肝胰壶腹(Vater壶腹)。胆囊管汇入肝总管的位置高低决定了胆总管的长度,约3%的人胆囊管和肝总管低位汇合,导致胆总管的第1、2段缺如,被胆囊管和肝总管所取代,术中应注意解剖变异,避免损伤。

3. 胆囊的血管和淋巴引流 胆囊管、肝总管和肝下缘三者围成胆囊三角(Calot三角),其内走行有胆囊动脉。胆囊动脉一般发于肝右动脉,但变异较多,可起自肝固有动脉、肝左动脉、胃十二指肠动脉或呈双胆囊动脉。胆囊动脉变异时常经过肝总管或胆总管的前方,手术时应注意。

胆囊的静脉分两类:①贯穿胆囊底体部的肝床,汇入与肝床相邻的Ⅳa段、Ⅴ段或Ⅵ段内的门静脉分支的末梢,此处静脉常有数支,在胆囊切除术中将胆囊剥离胆囊床时可见;②胆囊颈部的静脉可经Calot三角汇入门静脉分叉部附近,此处静脉常有1~2支,除了直接汇入门静脉主干或左、右门静脉分支之外,还可以与沿着胆管走行的胆周静脉(parabiliary vein)相交通,最终汇入门静脉,主要是右前门静脉分支或Ⅳ段、Ⅰ段内的肝内门静脉分支,也有的胆囊静脉形成一条较大的静脉与胆总管平行,汇入肠系膜上静脉。在肝硬化患者,以上胆囊静脉多因门脉高压而扩张增粗,术中操作不当易引发出血。

胆囊的淋巴引流分右侧径路(经12b-13a-16前组淋巴结引流)与左侧径路(经12a-8-9-16后组淋巴结引流),其中右侧路径是主要淋巴引流途径,而12c淋巴结应是胆囊癌的前哨淋巴结。

(三)胆囊和肝外胆道常见解剖变异

1. 胆囊动脉的变异 约84%的人胆囊动脉起源于肝右动脉,经Calot三角,到达胆囊左缘处分为深、浅两支,浅支分布于胆囊的游离面,深支分布于胆囊的肝床。应当重视肝右动脉在Calot三角中的位置关系及其与胆囊动脉间的关系,有时是异位起源的肝右动脉进入Calot三角,在术中可能误把肝右动脉当作胆囊动脉结扎切断或在分离胆囊动脉时损伤肝右动脉。此外胆囊动脉可能来源于其他部位的动脉(表7-1)。约有23.8%的人有双胆囊动脉,约25.7%的人胆囊动脉自胆管前方通过(图7-1)。

表 7-1　605 例单支胆囊动脉的起源动脉

肝右动脉	84.0%
肝左动脉	3.85%
肝固有动脉	6.93%
肝中动脉	2.60%
肝总动脉	0.3%
胃十二指肠动脉	1.54%
肠系膜上动脉	0.63%
腹腔动脉	0.15%

引自：黄志强.1998.胆道外科.济南：山东科学技术出版社，11。

2. 胆管汇合变异　胆管汇合变异较多，左右肝管汇合成肝总管的仅占 57%（A 型），右前叶、右后叶肝管与左肝管三支汇合成肝总管的占 12%（B 型），另有右叶肝管支低位汇合（C 型），右叶肝管支与左肝管异常汇合（D 型），肝管汇合部缺如（E 型），以及右肝管缺如，右后叶肝管汇入胆囊管（F 型）等变异类型（图 7-2 ～图 7-4）。

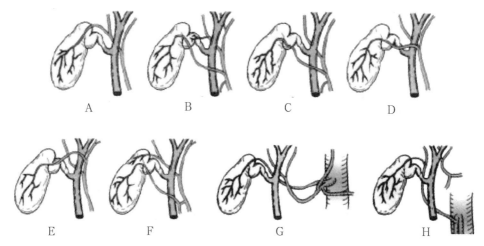

图 7-1　胆囊动脉的主要变异

A. 正常型；B. 胆总管前后方双支胆囊动脉；C/D. 肝固有动脉起源；E. 肝左动脉起源；F. 胃十二指肠动脉起源；G. 腹腔干起源；H. 肝右动脉起源于肠系膜上动脉（引自：胆胰外科常规手术操作要领和技巧.北京：人民卫生出版社，2011）

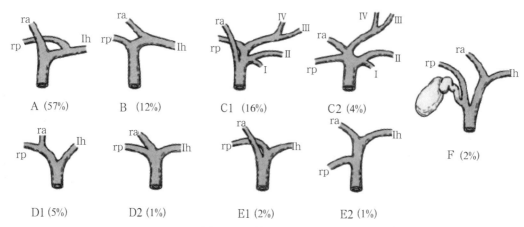

图 7-2　胆管的汇合形式

A. 正常汇合；B. 右前、右后胆管支＋左肝管三管汇合；C. 右叶胆管支低位汇合（C1 右前支，C2 右后支）；D. 右叶胆管支与左肝管异常汇合（D1 右前支，D2 右后支）；E. 肝管汇合部缺如；F. 右肝管缺如＋右后叶肝管汇入胆囊管（引自：胆胰外科常规手术操作要领和技巧.北京：人民卫生出版社，2011）

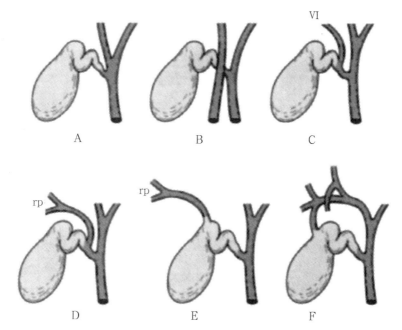

图 7-3　肝内胆管与胆囊、胆囊管汇合变异

A. 胆囊管汇入左右肝管汇合部；B. 胆囊管汇入左肝管，左右肝管未汇合；C. Ⅵ 段肝管汇入胆囊管；D. 右后叶胆管支汇入胆囊管；E. 右后叶胆管支汇入胆囊；F. 右后叶近（胆囊）肝段独立胆管支汇入胆囊（引自：胆胰外科常规手术操作要领和技巧．北京：人民卫生出版社，2011）

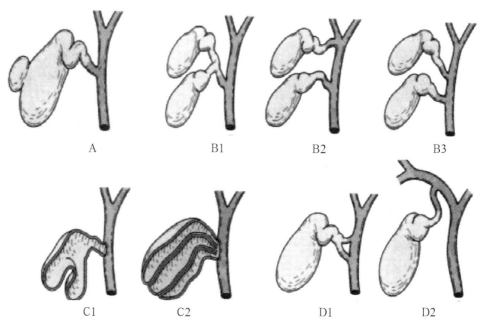

图 7-4　胆囊、胆囊管的主要变异

A. 胆囊憩室；B. 双胆囊、重复胆囊；C. 间隔胆囊（Phrygian 帽形胆囊）；D. 胆囊管的变异（引自：胆胰外科常规手术操作要领和技巧.北京：人民卫生出版社，2011）

肝内胆管与胆囊、胆囊管等汇合变异也较多,包括胆囊管汇入左右肝管汇合部;左右肝管未汇合,胆囊管汇入左肝管;右后叶肝管汇入胆囊管或胆囊等多种类型。如胆囊床紧贴变异的肝内胆管,则术中剥离胆囊时容易损伤变异的肝内胆管。对于异常汇入胆囊或胆囊管的变异肝管,术中应特别小心切勿损伤。胆囊和胆囊管本身的变异也很多,包括双胆囊,重复胆囊,间隔胆囊,或胆囊憩室等,也有的胆囊有多支胆囊管,或胆囊管右肝管等汇合。以上这些变异,虽不甚常见,但如果术中没有发现,则可能造成术中胆管损伤和术后胆瘘等严重并发症。

二、胆囊切除术的适应证和禁忌证

(一)适应证

(1)有症状的结石性胆囊炎。

(2)诊断明确的有临床症状的非结石性胆囊炎。

(3)胆囊功能丧失如胆囊积液、萎缩性胆囊炎、充满型胆囊结石。

(4)急性胆囊炎。

(5)反复发作的慢性胆囊炎,经非手术治疗无效。

(6)胆囊腺肌瘤。

(7)胆囊息肉(最大径≥10mm,或短期内迅速增大)。

(8)胆囊癌。

(9)胆囊外伤、穿孔。

(10)胆囊造口术。

(11)胆囊十二指肠瘘、胆囊结肠瘘。

(12)胆囊畸形且有症状。

(13)其他器官病变累及胆囊。

(二)禁忌证

(1)老年患者或伴严重内科疾病,不能耐受手术。

(2)凝血功能障碍,经治疗不能纠正。

(3)症状较轻的非结石性胆囊炎。

(4)病毒性肝炎引起的轻度的慢性胆囊炎。

(5)胆道功能失调,但胆囊功能正常。

三、术前准备和麻醉

(一)术前准备

(1)手术医师和麻醉医师均应访视患者,评估全身重要脏器功能,对年长患者更应全面检查心、肺、肝、肾等一般情况,排除脏器功能不全的情况。

(2)常规控制血压、血糖、电解质和血凝指标等,使之达到正常或基本接近正常。

(3)排除胃、十二指肠、结肠等病变。

(4)术前应复查腹部超声,确认病变,并避免遗漏胆管结石等胆管病变。

(5)择期手术患者应在术前纠正贫血、营养不良等全身一般情况。

(6)女患者应避开月经期。

(7)根据患者情况决定手术时机,出现腹膜炎、黄疸、高热等症状时应急诊手术。

(8)术前进行抗生素皮试,一般为术前30min静脉输注头孢唑啉钠2g预防感染,术后可不使用抗生素。

(二)麻醉

根据患者情况和医院麻醉的技术水平选择麻醉方式,以达到术中满意的镇痛及肌松效果为宜。常见的麻醉方式为气管内插管全身麻醉、连续硬膜外阻滞麻醉,此外硬膜外麻醉联合气管内吸入全身麻醉和全静脉麻醉也有临床应用。对于年老体弱、一般情况较差等患者,通常选择气管内插管的全身麻醉,全身麻醉可以更好地控制麻醉过程中的生命体征稳定,对患者而言也更舒适。腹腔镜胆囊切除术通常选择气管内插管全身麻醉,开腹胆囊切除手术也可选择硬膜外阻滞麻醉,同样也可以取得较好的效果。此外,术后还应以盐酸罗哌卡因或盐酸布比卡因对手术切口进行局部阻滞麻醉,以便患者手术麻醉结束后不会因切口局部疼痛而不适。

1. 气管内插管全身麻醉　最初认为氟烷麻醉后极少数患者出现肝功能损害，故对肝功能不全的肝胆手术患者是否采用吸入麻醉存在争议。但目前观点认为，吸入麻醉药用于肝胆手术或肝病的非肝脏手术不应为禁忌，因为目前临床使用的异氟烷、七氟烷等在体内代谢率极低，肝毒性作用很小。对于首次使用氟烷后出现不明原因发热、黄疸、或在短期(28 天)内使用过氟烷的患者，以及有活动性肝炎和肝功能损害患者，应避免使用氟烷。

2. 硬膜外阻滞麻醉　该法适用于肝胆外科的常见手术，它能使肌肉良好松弛，减少全麻用药量，在无血压下降情况下对肝脏功能影响小。但可能出现硬膜外血肿等并发症，特别是对凝血机制不良的患者。

3. 硬膜外麻醉联合气管内吸入全身麻醉　联合方法可以综合二者优点，避免部分缺点。通常有如下优势：硬膜外麻醉肌松阻滞效果较好，仅需较浅全身麻醉；避免单用硬膜外麻醉过浅使肌松差，过深又有呼吸抑制；可达预先镇痛，便于术后镇痛，减少术后镇痛、镇静用药量；避免单纯全麻术中使用较多肌松药而引起延迟性呼吸抑制和麻醉终止后疼痛造成患者疼痛躁动。

4. 全静脉麻醉　在静脉麻醉诱导后，采用多种短效静脉麻醉药复合应用，间断或连续静脉注射维持麻醉，被称为全静脉麻醉(total intravenous anesthesia，TIVA)。优点在于诱导快速，麻醉过程平稳，苏醒较快，且无手术室空气污染顾虑，是一种较理想的麻醉方法。使用的药物如丙泊酚、异丙酚、瑞芬太尼等。但由于可控性较差，目前在这种时间较长的开腹手术中仍使用较少。

四、手术步骤

(一)开腹胆囊切除术

开腹胆囊切除术(open cholecystectomy，OC)最早于 1882 由 Langenbuch 描述，尽管经过一个多世纪的发展，OC 的技术并无革命性的改变。更多的提高是对胆囊和胆管解剖结构和解剖变异认识的深入，以及对胆管损伤的预防及处理的进步。

1. 体位和切口选择　患者仰卧位，可在右侧腰背部垫枕，便于术野显露。切口选择应充分考虑患者病情和体型：肥胖、肋弓角大于 90°、病情严重或不能除外为恶性病变，可能联合部分肝切除的患者，应选择右侧肋缘下切口，长 10～15cm，切口距肋弓下缘应有 2～3cm 距离；瘦小、肋弓角小于 90°，或拟行胆道探查或胆肠吻合的患者可选择右侧经腹直肌切口，上至肋弓下缘，下至脐上水平，长 10～12cm。

2. 手术步骤

(1)胆囊顺行切除术：胆囊顺行切除意为首先解剖 Calot 三角，离断胆囊管和胆囊动脉后，最后将胆囊自胆囊床分离，完成胆囊切除。

入腹后应探查证实胆囊病变，并除外十二指肠、结肠、肝脏等邻近脏器病变。以纱布隔开网膜、胃、十二指肠等，以"S"形拉钩牵开，充分显露 Calot 三角，维持一定张力。以电刀打开 Calot 三角前后方的浆膜以及肝十二指肠韧带前的浆膜，并以纱布和大弯血管钳钝性推开胆囊三角内的脂肪组织，显露胆囊动脉和胆囊管。胆囊动脉在张力下，似琴弦般有一定的弹性，在确认胆囊动脉后，在入胆囊处钳夹并切断，以 4# 丝线结扎。胆囊动脉切断后，胆囊管更易显露。以大弯血管钳钳夹分离胆囊管周围脂肪组织，使胆囊管充分显露，钳夹时由胆管向胆囊方向，避免将胆囊管内小结石推入胆管。同时注意显露肝总管和胆总管，并确认后者与胆囊管的关系。在距胆囊管汇入肝总管处约 0.5cm 处以 4# 和 7# 线双重结扎胆囊管并切断。

钳夹胆囊底部浆膜，维持浆膜张力，在距肝脏 0.5～1cm 处以电刀打开浆膜，电刀应采用电凝模式，在保持张力足够的情况下，慢慢将胆囊自胆囊床剥下,注意遇到胆囊静脉出血时应用电凝及时止血,避免影响术野。接近胆囊颈部时应靠近胆囊剥离,以免引起副损伤。将胆囊完全剥离后,需用干净白纱布填压胆囊床和胆囊三角,确认有无胆漏和出血,如果发现出血应小心缝扎或电凝止血,如有胆漏应判断胆漏部位并行妥善处理。术毕逐层关腹。

(2)胆囊逆行切除术:胆囊逆行切除宜首先自胆囊底部浆膜层开始剥离胆囊,分离至胆囊颈部时解剖胆囊Calot三角,最后切断胆囊管和胆囊动脉,完成胆囊切除。

入腹后同样应探查证实胆囊病变,除外十二指肠、结肠、肝脏等邻近脏器的病变。以纱布隔开网膜、胃等,并以"S"形拉钩牵开。

钳夹胆囊底部浆膜,在张力状态下在距肝脏0.5～1cm处以电刀打开浆膜,慢慢将胆囊自胆囊床剥离,遇出血点应钳夹后电凝止血。接近胆囊三角时应靠近胆囊剥离,谨慎结扎切断任何组织,避免大块结扎组织,防止损伤胆管。至Calot三角时,首先打开前后三角处及肝十二指肠韧带前的浆膜,以纱布钝性和血管钳钝性分离浆膜下的脂肪组织,显露出胆囊动脉和胆囊管。以大弯血管钳游离胆囊动脉,并钳夹切断血管,远端以4#丝线结扎。钝性分离肝十二指肠韧带前的脂肪组织,显露肝总管、胆总管及胆囊管的汇合处,确认三者关系无误后,距胆管约0.5cm处以4#和7#丝线双重结扎并切断胆囊管,切除胆囊。切除前务必排出胆囊管内残余结石。切除后用干净白纱布填压胆囊床和胆囊三角,确认有无胆漏和出血,并做相应处理。术毕逐层关腹。

3. 术中应注意的情况

(1)胆囊切除是肝胆外科最常见的手术,但切不可掉以轻心,应时刻警惕胆管的各种变异,一旦发生胆管损伤将给患者带来巨大的甚至终身的创伤,任何贪图省事、简单、低估手术难度的做法均不可取。对有些患者,

牵拉胆囊可导致胆心反射,甚至引起心搏骤停,所以术中牵拉胆囊前应告知麻醉医生,注意患者生命体征,对老年患者和伴有严重内科疾病的患者尤为重要。

(2)开腹胆囊切除显露术野是重要的第一步,应避免在术野显露不佳的情况下勉强进行小切口胆囊切除而导致副损伤。

(3)术者对Calot三角区的解剖应非常熟悉,在显露清楚前应禁止任何盲目的操作。对Calot三角的组织进行游离、钳夹、切断、结扎等操作前,应确认安全,尽量避免大块结扎切断组织,防止损伤胆道。胆囊结石在颈部嵌顿时,急性胆囊炎或萎缩性胆囊炎等情况造成Calot三角解剖不清时,可切开胆囊,探查胆囊管走行,了解和胆管解剖关系后,再进行切除,切忌盲目操作。必要时可行胆总管探查。

(4)靠近胆囊颈部游离时,尽可能靠近胆囊操作,避免损伤右肝管。右侧副肝管有时开口于胆囊管、胆囊颈、胆总管下段等处,应避免术中操作损伤。

(5)术中如不慎伤及胆囊动脉、肝动脉或门静脉造成较多出血使术野不清晰时,应保持镇静,盲目钳夹容易导致损伤血管和胆管。应吸净积血、认清出血点后钳夹结扎止血,出血难以控制的,可适当延长切口,以Pringle手法压迫肝十二指肠韧带止血,认清出血点后准确钳夹结扎。有时为避免大块结扎造成副损伤,也可以以血管缝线连续缝合止血。

(6)胆囊床通常以电凝止血即可,如剥离层次过深或肝内血管较浅引起较多出血时,应用血管缝线缝合胆囊床止血,避免盲目电凝导致出血更加严重。

(7)在胆囊炎急性期或急性胆管炎行胆囊切除时,由于胆囊周围炎症,剥离胆囊时容易导致胆囊床大量出血,操作时应尤其注意止血。

(8)患者有较严重的肝硬化门脉高压时,

无论行单纯的胆囊切除还是在肝切除术中行胆囊切除,术中操作均应特别小心,注意避免伤及肝十二指肠韧带曲张静脉血管和增粗的门静脉,有可能引发难以控制的出血。

(9)胆囊切除术后一般不用放置引流管,但术中如出血较多,或胆囊炎症较重,急性化脓性胆囊炎等情况下,应放置引流,防止形成血肿或感染。对于可疑漏胆的患者,也应放置引流管。

(10)当胆囊炎症严重以致正常结构难以辨识时,选择胆囊次全切除术更为安全,移除胆囊大部后,留下一部分胆囊漏斗,然后以血管缝线连续缝扎胆囊管起始部的黏膜。如遗留胆囊床处的胆囊黏膜,应以电凝烧灼。

(11)术前诊断为胆囊炎,术中考虑为胆囊肿瘤时,应果断将标本送冰冻病理检查,根据病理结果决定后续手术方式。

4.顺行切除和逆行切除的选择　笔者认为,选择顺行法或逆行法切除胆囊,应由医生的习惯而定,有时也可根据病情采取顺逆结合方法进行胆囊切除。若习惯选择小切口胆囊切除,则多采用逆行法,将胆囊体自胆囊床剥离后,方可较好显露胆囊三角,否则小切口加之充盈胆囊阻挡,多不易显露。对于切口较大,显露清楚的胆囊切除,采用顺行法可以在妥善处理胆囊三角后,再较为安全地剥离胆囊。对于胆囊炎症期或与周围粘连严重的患者,应酌情选择手术方式。

(二)腹腔镜胆囊切除术

腹腔镜胆囊切除术(laparoscopic cholecystectomy,LC)可以说是目前胆囊结石等胆囊良性疾病的手术切除金标准。传统的开腹胆囊切除术针对性差、创伤大、创口愈合慢、患者痛苦大、并发症较多,所以自腹腔镜胆囊切除手术发展以来,此术式迅速得到推广并得到外科医师和患者的接受。

1987 年,法国人 Philippe Mouret 完成了世界上第一例电视腹腔镜胆囊切除术,

1991 年 1 月,香港钟尚志医生在广州完成大陆首例腹腔镜胆囊切除术,同年云南曲靖第二医院荀祖武独立完成国内首例腹腔镜胆囊切除术。

1.手术优势　腹腔镜胆囊切除有如下优势:①创口小,最初为四孔法操作,腹部开 4 个 0.5～1cm 的微小创口即可完成操作,后随着技术进步发展为三孔法,创伤更小,近年来单孔腹腔镜技术也有推广。小创口带来患者更少的疼痛,并且基本不留瘢痕。②创伤小,微创手术在气腹状态下镜下操作,视野放大且更清晰,对胆囊直接操作,避免骚扰腹内邻近脏器,对血管等处理更精细,且超声刀止血效果好,使手术过程创伤小,出血少。③恢复快,术后患者活动和胃肠道功能等均可快速恢复。一般术后 6h 即可下床,8～12h 可进食水,12～24h 通气,1～2 天即可出院,甚至可以进行日间手术,当日出院。

2.手术特殊设备　①视频设备:包括摄像机、腹腔镜、冷光源机、监视器和录像机,用于术中照明术野、采集图像。②气腹机:包括电动气腹机和气动式气腹肌,需要连接 CO_2 气源,用于建立和维持良好的视野区和操作空间。③冲洗吸引装置:分组合型和单独型,良好的冲洗吸引装置可以使术野解剖清晰。④腔镜电切割止血设备:不同公司出品的不同工作原理的电腔镜切割止血设备,包括高频电刀电凝器(分为双极电凝和单极电凝)、超声刀、Ligasure 等,根据手术室配备的不同所使用,现代化的设备可以取得很好的电凝止血效果。⑤常用手术器械:包括穿刺套件、抓持钳和分离剪、持针钳、腹腔镜拉钩、施夹钳和止血夹、腔镜下自动切割吻合器、单孔腹腔镜器械等。

3.手术麻醉及患者体位　腹腔镜胆囊切除术采用气管插管全身麻醉,术中应严密监测生命体征,术中需术者和助手两人配合,患者平卧于手术台,术者和助手均立于患者左侧,术者靠右。器械护士和器械台位于患

者脚侧。电视监视器、光源、吸引器、气腹机等均置于活动架上,立于患者右侧,超声刀或电钩等设备可放置于患者左侧或右侧,以不干扰手术操作为宜。

4. **手术步骤**

(1)选择穿刺点:行腹腔镜胆囊切除常采用三孔法。气腹针通常由脐上置入,可在脐上围绕脐周做一弧形切口,长约 12mm,将气腹针刺入并建立气腹。随后拔除气腹针,置入 10mmTrocar,此孔用于置入腹腔镜。主操作孔通常放置于剑突下,在皮肤做约12mm 长横切口,置入 Trocar,避免过于靠近肋弓,上下位置根据镜下肝下缘位置调整,将该孔与肝下缘平行位置进入,有利于超声刀的操作。副操作孔位于右侧肋缘下,锁骨中线稍外侧,根据镜下胆囊底的位置适当调整,通常三孔呈等边三角形。操作孔的位置并非恒定,根据术者的习惯可以适当调整。

(2)建立人工气腹:建立人工气腹是保持腹腔镜手术中良好显露的第一步,也是最危险一步。腹腔充气将前后腹壁分开,形成诊断和治疗的操作空间,是进行后续工作的先决条件。随着微创手术的广泛开展,人们对气腹的病理生理过程已有相当深入的研究。通常腹腔镜的工作气腹压力是 12 ~ 15mmHg。因不可燃烧及可被腹膜吸收的特点,二氧化碳被作为维持人工气腹的气体。如患者有严重的心、肺疾病,高压气腹可能造成高碳酸血症,有些患者可造成较严重的皮下气肿。如出现以上情况且影响到患者生命体征平稳,应降低气腹压力,必要时中转开腹手术。

传统的建立人工气腹方式为闭合式技术、开放式技术(Hasson 法)和直接穿刺法。如果患者无腹部手术史,多采用闭合式技术,即先以气腹针(veress needle)穿刺至腹膜腔,充气至建立气腹后再拔出穿刺针,刺入腹腔镜 Trocar。如患者既往有腹部手术史,腹腔内有可能广泛粘连时,可采用开放式技术,

即腹部做小切口,直视下提起腹膜并剪开腹膜,确认切口下方无粘连肠管等,再置入腹腔镜 Trocar。后者出现穿刺并发症的概率更低。如采用一次性 Trocar 穿刺器,还可以将镜头置入 Trocar 内,进行直视下的入腹,称为直接穿刺法。

(3)显露胆囊:穿刺结束后,可将手术床调节至头高 15°,右侧抬高 10°,此位置可使结肠、网膜自然下坠,有助于显露胆囊。入腹后首先应当首先检查镰状韧带和肝脏各叶有无异常,并找寻肝缘下方的胆囊底。由副操作孔置入弹簧钳夹胆囊底并将胆囊向上提起。主操作孔置入抓钳将胆囊上所覆网膜游离,并将幽门十二指肠向患者左侧牵开,充分显露胆囊,如有粘连可以超声刀或电钩游离,直至胆囊底、体、颈部直至十二指肠韧带完全显露于视野下,游离横结肠和十二指肠粘连时注意避免电灼伤。完全显露胆囊后,将弹簧钳移至胆囊颈部钳夹并向外上方牵引,使胆囊管和胆总管不在一条直线上。

上提胆囊颈部可显露肝脏的 Rouviere沟(沟内走行右后叶的 Glisson 鞘,为 Ⅴ 段、Ⅵ 段分界),自主操作孔置入超声刀后,指向Rouviere 沟,此连接线以上腹侧部分为相对安全部分,操作时应牢记此界限,避免损伤此连接线以下的胆总管等。

(4)显露 Calot 三角:显露 Calot 三角常从胆囊颈部开始,以超声刀在胆囊颈部和胆囊管移行部切开浆膜,由于尚不知 Calot 三角内结构走行,仅打开浆膜层即可,避免超声刀进入过深,伤及内部管道。

将胆囊颈部向上方提起,使 Calot 三角的背侧面保持张力,并由此处打开浆膜,并沿胆囊床的外侧向胆囊底前行,距肝脏约0.5cm 继续将附着于肝脏的胆囊背侧面浆膜尽可能切开,直到胆囊底。切开此处有助于更加清楚地显露 Colat 三角背侧面,还可以避免操作中向上方牵拉胆囊时造成此处肝脏包膜撕扯而出血。

随后将胆囊颈向患者右侧牵拉，展开 Calot 三角腹侧面，以超声刀将此处浆膜向胆囊也打开，并向胆囊底部方向继续切开，直至胆囊底。注意切开浆膜的位置仍为距肝脏 0.5～1cm，避免不慎切至肝实质导致出血。

（5）钝性分离 Calot 三角：将 Calot 背侧面和腹侧面浆膜打开是分离 Calot 三角的前提，以吸引器或剥离钳钝性分离 Calot 三角的脂肪后，可以初步辨认出胆囊管及胆囊动脉的走行。

首先从能看清胆囊管的胆囊颈部开始，用剥离钳等向胆总管方向剥离。管道表面附着有纤维组织、神经、淋巴管及细小血管，对于此类结构应小心分离，确定不是重要管道后方可使用超声刀或电凝钩，使用时注意避免灼伤胆管。当胆囊管周围结缔组织剥离后，胆囊管的螺旋结构也往往可以拉直，使胆囊管显露更清晰。术中如需进行胆道造影或经胆囊管取石，也应将胆囊管拉直，方便置入造影软管和取石网篮。分离至接近胆囊管汇合处时，必须了解胆囊管的汇合形式，切不可将胆总管误认为胆囊管进行剥离，甚至切断。剥离 Calot 三角内的胆囊管和动脉应始终为钝性分离。

胆囊动脉约 80% 走行于胆囊管的头侧，即镜下胆囊管内侧 Calot 三角内。在剥离胆囊管时，可以观察到 Calot 三角内被脂肪和结缔组织包绕的胆囊动脉，通过剥离钳可感受到胆囊动脉的弹性。用钳子小心剥离，注意有些患者肝右动脉较长，纡曲于 Calot 三角内，如果不仔细辨别，有可能结扎切断肝右动脉。在切断胆囊动脉前，牵拉胆囊时注意力量，避免损伤血管引起难控制的出血。

在游离 Calot 三角过程中，应在腹侧面和背侧面交替进行，遇小血管出血可以电凝精确止血，如无法确认出血点位置，往往通过纱布局部压迫即可达到止血目的，切忌在没有看清的情况下盲目电凝止血，不但不容易

达到止血目的，还容易灼伤胆管等重要结构。剥离过程中，常置纱布条于术野中，随时蘸除血液，保持术野清洁，便于操作。

完成 Calot 三角剥离后应再次确认，将腹腔镜调整角度，分别可以观察到 Calot 三角背侧面和腹侧面的肝脏，表示已经剥离完成。

（6）切断胆囊动脉和胆囊管：辨清胆囊动脉走行后，用可吸收生物夹夹闭动脉，并在动脉远端以超声刀凝断。夹闭前应再次确认 Calot 背侧和腹侧，没有异常走行的肝右动脉等。切断胆囊动脉后，胆囊管可以被拉伸得更为平直，能更好地确认胆囊颈部和胆总管的移行部，并显露胆囊管与胆总管的关系。

将胆囊颈部牵向患者右侧，以剥离钳自汇合处向胆囊颈方向轻捋胆囊管，判断有无胆囊管内的结石。靠近胆囊颈部以钛夹钳夹，在钳夹处近端剪一半的胆囊管壁，再次轻捋胆囊管，除外远端无结石嵌顿，如有清亮胆汁顺利流出，则表示胆囊管下端通畅。如有梗阻表现，则应行胆道镜检查。

在胆囊管切口近侧钳夹可吸收生物夹，再切断胆囊管。

（7）切除胆囊：用钳子钳夹胆囊颈部上提，显露胆囊床背侧，以超声刀贴近胆囊逐层将胆囊自胆囊床剥离。剥离层次需注意既要避免穿破胆囊，又要避免伤及肝实质。

胆囊穿破可引起腹腔内的胆汁污染、结石掉落，甚至意外胆囊癌的腹腔种植转移。如已发生胆囊壁破损，应以吸引器自破口吸净胆囊内的胆汁，并将漏出的胆汁吸出，并置入纱布条蘸净。如有结石掉落，置入标本袋，将结石拣入，以免遗留腹腔内。

肝实质损伤可导致出血，应找准出血点采用电凝止血。但如果胆囊床内静脉较浅，可能引起较多的出血，必要时应采用血管缝线进行连续缝合止血，如出血严重，应果断中转开腹止血。

（8）取出胆囊：用胆囊抓钳自剑突下的主

操作孔伸入,钳夹住胆囊管,联同 Trocar 一起提出腹壁。用大的血管钳沿胆囊颈边缘探入腹腔,钝性撑开并扩大戳口,使胆囊颈部也可通过此戳口提出腹壁。止血钳分别夹住胆囊颈部两侧,于胆囊壁剪一小口,吸引器吸出胆汁。如为胆囊息肉或少量小结石,通过逐渐施力,可将胆囊直接拖出体外。如为大结石,或难以拖出体外,可以环钳或组织钳逐一钳夹夹碎胆囊内的结石并取出。待结石取出后,可较容易地取出胆囊。

取出结石的时候注意不要弄破胆囊壁,也不要在结石未取净的情况下强行拉出胆囊,以免胆汁或结石顺破口进入皮下,导致切口感染不愈合。对于可疑胆囊癌、化脓性胆囊炎、胆囊已破损等情况,应当放入标本袋将胆囊取出,避免造成肿瘤切口转移,或切口感染不愈合。

胆囊取出后,再次检查腹腔内无异常,取出腹腔内的所有纱布条,开放套管阀门将腹内二氧化碳气体排出。切口进行局部麻醉后,以可吸收线分别缝合各戳口,最后进行无菌包扎。

5. 术中应注意的情况

(1)要重视腹腔镜手术的学习曲线,在独立开展腹腔镜胆囊切除术前,应作为助手参加足够数量的腹腔镜胆囊切除术。在对手术过程充分了解后,再选择简单病例进行独立操作。

(2)不是所有的患者都适宜进行腹腔镜胆囊切除,在术中如发现 Calot 三角水肿明显、难以解剖,或患者有 Mirrizi 综合征表现时,应评估病情后及时中转开腹,避免勉强操作造成副损伤。

(3)和开腹胆囊切除术一样,术中对 Calot 三角的分离是最重要的部分,术者必须牢记 Calot 区的解剖结构和常见变异情况,对任何管道进行切断之前必须再三确认,避免损伤胆管。对 Calot 三角的分离最好采取钝性分离方式,可减少副损伤的发生。

(4)胆囊动脉变异较多,游离出一段胆囊动脉后,应持续分离追踪至汇入胆囊壁,明确不是右肝动脉等结构后,方可使用生物夹或超声刀离断。

(5)切断胆囊动脉后,胆囊管可被拉伸得更为平直,可更好地显露胆囊管汇合处,减少损伤胆总管的风险。

(6)剥离胆囊时应选择合适的层次,既要避免伤及胆囊床引起出血,也要避免过于靠近胆囊壁,使胆囊破裂。如胆囊壁层次不清,宁可分破胆囊也不要伤及胆囊床引发难以控制的出血。

(7)术中如出现胆囊破裂后,应首先吸净胆囊内的胆汁和漏出的胆汁,并置入标本袋,将所有散落的结石放入,避免遗漏。手术完成后应用甲硝唑和生理盐水冲洗腹腔,直至冲洗液清亮。有研究表明,胆囊破裂并不会增加术后感染的发生率,仅仅会由于冲洗等处理,导致手术时间的延长。

(8)对胆囊床的术后渗血,可应用电凝棒止血,使用电凝棒时应避免紧贴肝脏,否则形成的焦痂易随电凝棒的移动而脱落,导致止血困难甚至加重出血。

(9)不管手术是否顺利,术后均应置纱布条蘸净术野积血,观察有无漏胆等情况。如出现漏胆,应判断位置及是否出现胆管损伤,可行术中的胆道造影等。如考虑为胆囊床迷走胆管胆漏,可行镜下缝扎或以生物夹夹闭。如怀疑为胆总管或右肝管等损伤,应果断中转开腹进行胆管探查。

(10)胆囊完整的情况下,取出胆囊可不使用标本袋。将胆囊管拉出戳孔后,血管钳扩宽戳口,并剪开胆囊颈部,吸出胆汁,钳夹出结石后再拉出胆囊。取胆囊时不可着急,以免弄破胆囊,使胆汁污染伤口或结石残留于皮下,导致切口感染不愈合。

(11)取出胆囊后,再次确认腹腔内有无出血。拔出 Trocar 前应充分排出腹腔内的 CO_2 气体。

五、腹腔镜胆囊切除术特殊并发症

1. **穿刺并发症**　包括穿刺导致的出血、戳孔疝和感染。

气腹针和第一 Trocar 穿刺为"盲穿"，如患者体格瘦弱，腹壁薄弱，有腹部手术史或腹膜后血管位置变异时，可能在穿刺过程中造成腹部血管损伤，包括腹膜后大血管、腹腔脏器血管、大网膜血管和腹壁血管损伤。其中腹膜后大血管损伤为严重并发症，包括腹主动脉的损伤，严重时可导致患者快速休克死亡。出现腹膜后大血管的损伤，应当机立断开腹进行止血；大网膜或脏器损伤可电凝或缝合止血；腹壁血管的损伤可通过压迫、电凝或缝合止血，如出现腹壁血肿，一般可进行保守治疗，必要时可切开止血。

通常 5mm 戳孔发生疝的概率很低，一般发生在 10mm 戳孔，特别是由于需要取出标本而扩大的戳孔处。对于腹腔镜胆囊切除术，通常由剑突下戳孔取出胆囊，由于下方为肝圆韧带，且有剑突和双侧肋弓，故出现疝的机会相对较小。有时为了美观，延长脐部戳孔取出胆囊，此时应特别注意缝合腹膜，避免出现戳孔疝。

在取出胆囊时，如胆汁溢出污染戳孔，或胆囊破碎导致结石残留于戳孔处，均应取出残余结石，并仔细冲洗戳孔，否则可能导致戳孔感染，如残留结石则迁延不愈。出现此种情况，应再次清创，取出结石再重新缝合。

2. **气腹相关并发症**　当 CO_2 气体进入腹膜外间隙，可以导致皮下气肿，表现为皮肤的"捻发音"，气肿严重时可到达颈胸部和颜面部，可导致患者心率增快，血压升高，呼吸道压力增加，$P_{ET}CO_2$ 升高，SpO_2 下降。发生这种情况时，应及时停止手术，查动脉血气，检查 Trocar 的切口密闭性，可先放气停止气腹，并向戳孔处挤压气肿，并调整呼吸机参数。待患者气肿消退，呼吸道压力恢复正常，生命体征平稳，复查血气正常后再次开始手术。术后

1～2 天，皮下气肿可完全消失。

另外如剑突下 Trocar 穿刺不当，或术中穿破膈肌，或气体经过食管裂孔隙等薄弱结构进入胸腔时，还可能导致气胸发生。气胸发生后是否行胸腔穿刺引流，应当根据判断是否有肺泡的破裂或胸膜破损。如果气胸非肺大疱破裂，应当加 PEEP，无需行胸腔引流，如因为肺大疱破裂引起，则应禁用 PEEP，需行胸腔穿刺引流。

CO_2 气栓是腹腔镜手术中另一个严重的并发症。CO_2 虽然在血中有很强的溶解性，少量吸收入血仅引起动脉血和肺泡中 $PaCO_2$ 增高及中心静脉压升高。而当腹内压力过高状态，或者 CO_2 吸收过多同时伴静脉系统损伤，甚至因穿刺注气时不慎将 CO_2 直接进入静脉时，则可能发生气栓。气栓虽然发生率低，但后果十分严重。呼吸系统可出现呼气末 CO_2 分压突然降低，呼吸困难、发绀、血氧饱和度下降，循环系统出现低血压、心动过缓、心律失常等，甚至心搏骤停。心脏听诊可闻及"磨房样杂音"，经食管多普勒可见主动脉血流降低，心脏和下腔静脉有典型气体噪声。中枢神经系统可见双侧瞳孔散大，皮质盲，意识障碍甚至深度昏迷。出现气栓时应立即停止气腹、放气，头低左侧卧位，使气体离开右心室流出道。吸入高浓度氧，减少 CO_2 气栓体积，必要时放置中心静脉或肺动脉导管吸出气栓。体外心脏按压可挤碎气栓。腹腔镜手术时注意注气速度不超过 1L/min，腹内压不超过 12mmHg。否则进入循环的大气泡可将下腔静脉或右心室流出道阻塞，导致迅速发生循环衰竭。

3. **热损伤**　腹腔镜胆囊切除手术中使用单极电凝钩、超声刀或 Ligasure 等能量器械游离胆囊的过程中，刀头可产生高温，如操作不当或操作不慎，容易造成对血管、胆管、十二指肠、结肠等的热损伤。在对离体组织的研究中发现，单极电凝对组织的热损伤严重，超声刀和 Ligasure 造成的组织热损伤较

轻,相对安全。

热损伤在术中如未及时发现,可能造成比较严重的术后并发症,如出现出血、胆漏、胆管狭窄、肠瘘等。

为避免副损伤,在手术过程中,对能量器械的操作过程均应在肉眼注视下进行,避免器械在视野外不慎激发释能。另外在完成操作后,应注意器械操作部位的高温,避免接触胆管、肠壁等组织。在 Calot 三角的游离过程中,应远离胆总管等部位,避免直接接触胆总管造成对胆管壁的烧灼。

4. 肩部疼痛　肩部疼痛是腹腔镜术后常见并发症。约 30% 的患者在术后第二天会有肩部疼痛。肩部疼痛的原因是支配膈肌的神经和支配肩部皮肤的神经同发自 C_3,人工气腹产生的张力牵拉膈肌纤维可以造成肩部疼痛;CO_2 气腹所产生的碳酸刺激膈肌也是术后出现肩部疼痛的原因之一;术中头高脚低位,由于肝脏下坠,增强了对三角韧带牵拉,也是产生肩部疼痛的原因。通常人工气腹产生的张力牵拉膈肌纤维所致的疼痛,当气腹压力设定过高,牵拉作用强,术后肩部疼痛的发生率也越高。肩部疼痛一般发生在术后 1～2 天,常在 3～5 天自行消失,一般不需特殊处理。

5. 恶心呕吐　术后恶心呕吐也是常见并发症。原因多为气管内插管麻醉的药物刺激呕吐中枢,吸入麻醉药也对胃肠道有刺激。另外 CO_2 气腹造成的腹内压力升高、高碳酸血症和轻度酸中毒,均可刺激胃肠道机械感受器和化学感受器,提高传入迷走神经兴奋性,引起催吐中枢的兴奋。

六、胆管损伤的处理

自胆囊切除术出现以来,医源性胆管损伤就一直是不可回避的严重手术并发症。胆管损伤发生后,会给大多数患者造成巨大的痛苦和沉重的经济负担,有的甚至使患者终身残疾乃至死亡。同时,胆囊切除术后出现

胆管损伤,也是医疗纠纷和赔偿的重要原因,一旦出现胆管损伤,也将给术者带来沉重的心理压力和经济赔偿负担。开腹胆囊切除术的胆管损伤发生率各类统计结果为 0～0.2%,而腹腔镜胆囊切除术的胆管损伤发生率,国外报道为 0.2%～0.3%,国内的发生率为 0.3%～0.7%,甚至有报道高达 2.8%。随着腹腔镜胆囊切除术的普及和操作技术的提高,胆管损伤发生率不断下降。如果我们能够树立预防为主的观念,重视胆囊手术操作,无论开腹还是腹腔镜胆囊切除术中都时刻注意预防胆管损伤,就可以把并发症降到最低限度。

对于已经发生的胆管损伤,选择正确的处理方式和合理的处理时机,是恰当治愈胆管损伤的关键。由于胆管损伤的损伤类型、程度、部位、损伤发现时间、患者一般情况等不尽相同,损伤处理后也可能出现胆漏、胆道狭窄、胆道感染等并发症,需要外科医生对患者做出全面分析,并进行慎重细致的处理。

(一)胆管损伤的类型

1. 根据损伤部位不同可分为　三管汇合处损伤、胆总管损伤、肝总管损伤、右肝管损伤、左肝管损伤。

医源性胆管损伤以三管汇合处损伤最为常见。多数情况为提起胆囊时,使该部位成角,而后钳夹切断、结扎,也有部分被钳夹结扎,也有时是三管汇合处的部分胆管损伤。胆总管和肝总管的损伤,可为横断损伤,部分损伤或完全闭塞,也有可能为术后逐渐出现的胆管狭窄。右肝管损伤也较常见,多因胆囊和右肝管粘连紧密,在分离胆囊时不慎将右肝管损伤甚至切断。右肝管损伤后如导致右肝管狭窄,常出现发热等表现,但黄疸较轻,甚至不出现黄疸。左肝管损伤较为少见。

2. 根据损伤程度不同可分为　横断伤、部分横断伤、胆管狭窄和胆管完全梗阻。

胆管横断伤后或部分伤后,临床表现均为胆汁漏、胆汁性腹膜炎或腹部引流出大量

胆汁。胆管狭窄或完全梗阻表现则为胆管炎和黄疸,并进行性加重。胆道狭窄处理不当,久之引起胆汁性肝硬化、门静脉高压症、脾功能亢进、上消化道出血等并发症。如术中过多剥离胆管,使胆管血供障碍,也可能导致胆管狭窄甚至梗阻。

3. 根据损伤原因不同可分为　锐性损伤、热损伤、缝合结扎胆管损伤、钛夹夹闭胆管损伤。

刀割或剪刀所致的锐性损伤后由于出现胆汁漏常能在术中发现,并且可进行一期处理。但电凝钩或超声刀烧灼所致的胆管损伤,如当时未烧穿引起胆漏,则可能在术后才逐渐出现胆管炎、胆管狭窄的症状。缝合结扎和钛夹夹闭的胆管损伤常出现在术野止血过程,如慌乱中进行盲目的缝扎或夹闭,可能在止血的同时损伤肝管。

4. 胆管损伤的合并伤　肝十二指肠韧带横断伤,合并其他脏器损伤。肝十二指肠韧带为非常罕见的严重合并伤,后果极为严重,需立即行血管吻合,否则患者因肝脏急性衰竭了迅速死亡。

(二)胆管损伤的诊断

1. 胆管损伤的早期体征　主要体征取决于胆管损伤的类型,如果胆管为完全缝扎、结扎、夹闭或胆管血供障碍所致的胆管狭窄、梗阻,主要的临床表现是进行性加重的黄疸。如为横断伤、部分横断伤等,主要表现为术中术野反复出现胆汁,或者术后引流管或切口持续引流出不等量的胆汁,或出现胆汁性腹膜炎的发热、腹痛等症状,如处理不当,远期也可出现胆管狭窄,进行性的黄疸加重。

如胆管完全阻断,术后 2~3 天即可表现为显性黄疸,患者巩膜、皮肤、口腔黏膜等出现明显黄染,小便呈浓茶色,大便呈陶土色,并迅速加重。腹部体征多不严重,且易被腹部手术切口的体征所掩饰。如仅为一侧肝脏胆管损伤阻断,则黄疸出现较晚,较轻,甚至不出现黄疸。如胆管未完全横断,仅为部分

损伤,可出现间歇性、波动性的黄疸。胆囊切除术术后胆管损伤的患者,如有引流管,即可见胆汁经引流管引出,或胆汁经引流管周围污染无菌敷料,甚至直接经手术切口引出。如术中未放置引流管,或引流管引流不畅,胆汁流入腹腔,常积聚于肝脏周围、肝右下间隙或右下腹,也有进入小网膜囊的,并且常伴有局限性腹膜炎的体征。术后患者持续性右上腹局限性压痛,应考虑到是否有胆漏可能,可行超声检查是否有胆汁湖形成,必要时可超声引导下穿刺证实。

2. 胆管损伤的晚期体征　胆囊切除术所致的胆管损伤,经数月甚至几年后,逐渐出现因胆管狭窄所致的复发性胆管炎表现,如诊断或治疗不及时,甚至可发展为胆汁性肝硬化和门脉高压症。

复发性胆管炎最初表现常为偶发的化脓性胆管炎,经抗感染治疗后可控制。急性发作时的主要表现为:间歇性的寒战、发热,伴呼吸、脉搏加快,重者有低血压;巩膜、皮肤有不同程度黄染;腹部饱满,上腹部或右上腹有不同程度的压痛、肌紧张,可有轻度反跳痛;肝大,有触痛和叩击痛。慢性期,可仅有轻度黄疸,肝脏、脾脏可增大。上述急性期和慢性期的临床表现可交替发生。

上述复发性胆管炎如不能及时治疗,胆管长期阻塞可造成胆汁性肝硬化,继而引起门静脉血流受阻,形成门脉高压症。主要体征为长期梗阻性黄疸,巩膜、皮肤颜色由金黄色变为黑黄色,可有贫血貌;肝大,晚期可缩小,质地硬,如系高位梗阻则梗阻侧肝叶缩小,代偿侧肝脏肥大;多伴不同程度脾肿大。门脉高压症进一步发展,可引起明显的门静脉曲张表现,包括腹壁静脉、脐周静脉和食管胃底静脉,严重时有消化道出血。肝功能失代偿期,还可出现腹水,叩诊有移动性浊音,双下肢凹陷性水肿等。

3. 医源性胆管损伤的术中诊断　胆囊切除术中,如有局部急性化脓感染,Calot 三

角内结构不清,胆囊颈部结石嵌顿,胆道变异,术中失血处理失当等情况发生时,均应加倍重视有无胆管损伤发生。如出现胆管切割损伤,一般可在术中见到异常来源的胆汁使纱布黄染,术者应依据胆管的解剖关系,仔细检查创面,寻找损伤部位。直径较大的胆管切割伤,更易发现损伤部位。如难以寻找,可阻断胆总管,自胆囊管内注水、或亚甲蓝溶液,有助于找到损伤部位。如果为肝外胆管结扎损伤,常不易及时发现。手术结束前应再次检查肝外胆管的解剖结构,生物夹等有无引起胆总管的移位或变形。有可疑胆管损伤的患者,应及时术中行胆管造影,进一步明确诊断。

4. 医源性胆管损伤的术后诊断　医源性胆管损伤患者一般均有明确的胆囊手术史,如果在术中出现过某种麻烦,手术耗时过久或额外进行过与本术式无关的手术,或手术进行的异乎寻常的"顺利"和"容易"等,均应想到有胆管损伤的可能性。此外术后出现腹腔引流胆汁日益增多,持续1周以上,毫无减少趋势,或者出现胆汁性腹膜炎表现,则提示主要胆管被切断。如术前无黄疸,术后2~3天出现日益加重的梗阻性黄疸,多提示术中肝外胆管被误扎或被夹闭。如术后数周、乃至数月出现复发性胆管炎,在排除胆总管结石的基础上,应考虑为胆管损伤致胆管狭窄的可能。

5. 医源性胆管损伤的实验室检查　术后早期,伴随手术反应,一般均有白细胞计数(WBC)升高和中性粒细胞计数(Neut)和中性粒细胞百分比(N%)的升高,也可能伴有血清淀粉酶(AMS)的升高。肝外胆管结扎性损伤或胆汁性腹膜炎的病例,肝功能检查可有梗阻性黄疸的表现,如总胆红素(TBIL)升高,直接胆红素(DBIL)占 TBIL 的 35% 以上,此外有碱性磷酸酶(ALP)和谷氨酰基转移酶(GGT)的显著升高,尿常规可见尿胆红素显著升高。此外还伴有水、电解质和酸碱失衡的表现。

6. 特殊检查

(1)诊断性腹腔穿刺:方法简单,诊断可靠,如胆囊切除患者右上腹持续压痛,或肝下有触痛性囊性包块,超声证实并予以定位,均可进行腹腔穿刺,抽出胆汁即可明确诊断。

(2)超声检查:超声检查具有视野宽广,便于观察,简便无痛苦且可以重复多次检查的优点,并且动态地观察脏器和组织切面,且对腹腔内液性暗区更易显示。OC 或 LC 的医源性肝外胆管切割、撕裂、横断伤等,术中如未能及时发现,或腹腔引流不畅,或未留置引流,超声可在肝脏周围、小网膜囊内或腹腔内发现液性暗区或液性包块,这时可在超声引导下进行穿刺,如抽吸出胆汁,对诊断有帮助,也可以超声引导下留置引流管,缓解症状。

胆管损伤甚至横断的患者,术后出现梗阻性黄疸,超声下可显示损伤近端的胆管进行性扩张,远端胆管显示不清,可见扩张胆管的末端有钛夹等,这对胆囊切除术后的胆管损伤有重要诊断意义。同时对于术后的胆管梗阻,超声可以很好地鉴别是否因胆管残余结石引起梗阻。

(3)胆管造影:术中胆管造影除了在损伤早期用于确定手术部位外,对胆管损伤的后期胆管狭窄需要再手术的患者,也有助于进一步明确胆管或胆肠吻合口狭窄、扩张的位置、范围和程度。对于多次修复手术,肝门粘连严重者,胆管造影能够明确胆管位置,便于寻找损伤的近端胆管。

术后逆行胆道造影适用于胆管损伤后置入胆管内支撑"T 管"或腹腔引流管长期引流形成胆瘘的患者,逆行注入的造影剂可了解胆管损伤或修复重建后的胆管走行,有无狭窄、扩张、结石形成或胆肠吻合口通畅情况等。"T 管"支撑足够时间需拔出前,也应夹闭"T 管"1 周以上,行造影了解胆管远端是否通畅。

经皮肝穿刺胆管造影(PTC)用于肝外胆管损伤后引起狭窄、梗阻的患者,PTC可以得到清晰的胆管影像,明确梗阻部位和程度,有助于进行修复术前制定正确的手术方案。此外,造影后还可以行胆管外引流,在修复术前迅速降低胆红素,改善肝功能,使患者能更好的耐受手术。但如果为不全性梗阻,肝内胆管扩张不明显,则很难行经皮肝穿刺完成PTC。

内镜逆行胰胆管造影(ERCP)用于肝外胆管完全缝扎、夹闭的患者时,可以显示损伤部位以远端的正常胆管和截断征象;如胆管为不全性或部分损伤,则仍可显示狭窄段胆管及其近侧的肝内外胆管;对于胆管切割、撕裂伤等,造影可见造影剂自胆管破损处渗漏至腹腔的征象。所以该检查对胆管损伤的诊断和处理有重要意义。对于考虑胆管损伤的患者,条件允许下均应行此项检查。另外在造影后留置鼻胆管或放置胆管塑料支架,减少胆汁外渗,对于较小的胆管破损,可以显著加快愈合。

(4)CT检查:CT扫描可以显示胆管的横断面,不能同时显示梗阻胆管的范围,如胆漏导致肝周胆汁积聚或胆汁性腹水,CT也可较好地提示相应部位的液性暗区的存在,增强扫描较平扫显示得更清楚。另外钛夹等金属在CT下有较明显的尾影,可以有助于诊断夹闭引起的胆管狭窄或截断。如采用螺旋CT的胆管造影(IVC-SCT),可以获得胆管的三维立体图像,对胆系结石、肿瘤、狭窄等作出诊断。对胆管结扎性损伤造成的远端胆管纤细、近端胆管扩张也可做出诊断。但无论增强CT还是IVC-SCT易受血清胆红素影响,胆红素水平>34.2μmol/L时可影响到检查结果。

(5)磁共振胆胰管成像术(MRCP):MRCP能够较好地显示胆管损伤、胆道梗阻和胆漏部位,还可以显示胆管部分性狭窄的部位。同时还可检出胆管内是否存在结石、胆汁性脓肿以及肝脏萎缩情况。显示胆管病变之外,还能够显示胰管,有助于对此部位的复杂情况作出判断。MRCP对医源性胆管损伤,可以提供可靠的诊断依据,比传统的胆管造影更安全、有效,且无创伤。但MRCP无ERCP和PTCD在诊断同时的治疗作用,仅仅用于诊断。

以上影像学检查应根据胆管损伤的类型、不同的临床表现以及损伤的不同时间酌情选择。对损伤早期出现胆汁性腹水或弥漫性腹膜炎的患者,首选B超和CT检查,并给予定位和诊断性穿刺,抽吸出胆汁者,可明确诊断进而进行剖腹探查。术前无黄疸,术后出现黄疸的患者,可根据病情选择使用MRCP、ERCP等检查。狭窄时间较长,且出现肝内外胆管扩张后,可采用PTC进行进一步诊断,并放置PTCD引流排出胆汁,改善肝功能,以利手术。如术中放置有引流管,或存在胆外瘘患者,也可行逆行胆管造影。在损伤后期数月甚至数年出现胆管损伤狭窄者,可选择使用超声、MRCP、PTC和ERCP检查,还可以进行CT检查,了解肝脏受累情况。

以上检查均可从不同角度提供胆管损伤诊断的依据,但最基本对诊断依据仍然是病史、临床症状和体征,切不可仅重视影像学检查而忽视病史资料。对于外院转诊的胆管损伤患者,历次住院的病程记录、手术记录、影像学检查等第一手资料应尽可能齐备,常能提供患者口述病史之外的重要病例资料,有助于医源性胆管损伤的诊断。

(三)术中胆管损伤的处理

胆囊切除术中发现胆管损伤后,先探查明确损伤的位置、程度、破口大小,以及致伤因素。如为LC应在探查明确损伤位置后,及时中转开腹进行后续处理。如为锐器伤,一般均可一期进行处理,而电刀、超声刀等热损伤,一期处理后往往仍有胆管狭窄的风险,应特别注意。此外在修复胆管过程中,应尽量避免修复胆管有张力,以及修复处胆管血运不佳,张力和血运是导致胆管狭窄的重要因素。

1. 胆管部分损伤的处理

(1)胆总管损伤如仅为较小破口时,可用5-0可吸收线缝合,观察有无胆汁渗出,冲洗腹腔后,于小网膜孔处放置引流管后关腹。如胆管较细,认为缝合后有狭窄可能,可于缝合处远端切开胆总管,置入T管,将T管短臂剪为半槽管越过缝合的破口处,起到支撑和减压作用,3个月后酌情拔除。左、右肝管的细小破口,也可进行直接缝合,同样在胆总管处切开放置T管,起支撑和减压作用,以利愈合。

(2)胆总管损伤如破口较大,造成胆管壁部分缺损时,可修整破口,并用5-0可吸收线缝合胆管破口,缝合时注意进出针应平行于胆管长轴,缝合后在破口上或下另戳口放置T管,起支撑和减压作用。如胆管前壁损伤范围较大,但胆管后壁仍有部分相连,这种情况下不应切断胆管后壁相连的管壁,应修正破口后,以5-0可吸收线缝合,并放置T管。如缝合前有张力,可在十二指肠外侧做Kocher切口,游离十二指肠减少张力,以利修补缝合。

(3)如为胆囊床处表浅胆管漏胆,应进行胆管探查,确认漏胆处胆管所属,如仅为迷走胆管,非右肝管,或右前、右后肝管等较主要大分支肝管,可直接以5-0血管缝线进行缝扎,否则应小心进行修补。

(4)如为锐性的胆管损伤,修补时无张力,缝合可靠,无论破口大小,术后可获得良好效果。修补破口时应放置T管支撑引流,破口较小时,可由破口放入T管;破口较大时,T管应从破口上或下重新戳孔放入,不可从破口直接引出。如为热损伤,T管放置时间应酌情延长,避免狭窄。

2. 胆管横断损伤的处理 胆囊切除术医源性胆管损伤中,最常见的是三管汇合部

位的损伤,可对胆管进行对端吻合,损伤后立即处理,效果较好。

(1)胆总管或肝总管横断伤,只要远端通畅,可行对端吻合。如找到远近端胆管后,可适当游离十二指肠,使两端胆管间无张力。吻合采用5-0可吸收线,注意使远近端胆管对合良好,无扭曲,不可内翻过多。一般针距3mm,边距1.5～2mm。应另戳孔放置T管,短臂修剪为半槽管通过吻合口起支撑和减压作用,一定不能将T管自吻合口引出。一般需放置3～6个月酌情拔出,胆管热损伤患者T管放置时间应延长。

(2)左、右肝管横断伤后,如损伤仅为切断右肝管,可找到右肝管近端和肝总管做吻合,并切开胆总管放置T管,短臂通过右肝管吻合口做支撑引流。如右肝管缺损较多,吻合困难,应仔细修复右肝管损伤处,将右肝管和空肠进行Roux-en-Y吻合,胆总管仍需放置T管引流。

(3)如胆管横断缺损较多,对端吻合困难,应行胆肠Roux-en-Y吻合。Y形失功肠襻应留置60cm以避免反流。吻合时可先用5-0可吸收线连续缝合,或以3-0丝线间断缝合胆管后壁,注意针距3mm,边距1.5～2mm,缝合完后壁后打结。前壁缝合前,应可将直径合适的Y形管分别置于左右肝管内,并间断缝合固定至胆管黏膜,防止脱落,Y形管长臂经肠管潜行一段后,经Y形肠襻盲端引出,以荷包缝合固定,并自腹壁戳口引出体外。在Y形管支撑下,继续缝合胆管前壁,可避免不慎将后壁缝合,导致狭窄。如前壁为3-0丝线间断缝合,可在缝合后暂不打结,予以钳夹,待缝合完毕后逐一打结。Y形管起支撑和引流减压作用,在术后3～6个月酌情拔除。

(4)胆管损伤位置较高时,可将肝门板打开,游离近侧肝总管,稍加修整。胆管较细时,可剪开肝总管前壁,并将左肝管或右肝管前壁整形为一个开口,与空肠吻合。如肝总

管内径较细,亦可向上纵形剪开扩大口径再与空肠吻合。注意行胆管整形时,应使用剪刀,避免过多使用电凝切割止血,防止热损伤导致胆管开口狭窄。

(5)胆管损伤位置高,甚至左、右肝管缺失部分,相距较远,不能整形为一个开口时,应行盆式胆肠吻合或将左、右肝管分别行胆肠吻合。盆式胆肠吻合时,应使用 5-0 可吸收线将肠襻与肝管开口周围肝脏吻合,缝合时应包括肝管壁和周围的肝脏组织,避免仅缝合肝管壁。缝合时注意放置适宜口径的支撑管,并自肠襻肠壁潜行引出。左、右肝管分别行胆肠吻合时,如肝管口径细可采用"四针吻合法",缝合方法如下:先分别在肝管里进外出的各缝合四针 5-0 可吸收线,再将胆管内的线,从肠管开口处里进外出缝合,四针缝合完毕后逐一打结。注意线结应打到肠腔外,应先结扎后壁缝线,再结扎两边的线,最后结扎前壁缝线。也应放置胆管内的支撑管并做外引流。

3. 胆管被结扎的处理　术中发现胆管被结扎或钛夹夹闭后,应立即拆除结扎线,检查胆管损伤情况。如结扎时间不长,拆除结扎线后,胆管可恢复。如结扎时间较长,胆管虽可恢复正常形态,但因结扎处缺血等情况,术后可能因瘢痕挛缩而狭窄。这时应切开胆管放置 T 管支撑,短臂应通过结扎或缝扎处,保持通畅并支撑引流 3~6 个月。

(四)术后发现胆管损伤的处理

术后发现引流管大量漏胆,或已出现胆汁性腹膜炎时,应积极争取有效措施。一般在 72h 之内进行开腹修复,常能取得较满意的效果。如已在 72h 以上,则应注意保持通畅引流,待 2~3 个月后,局部水肿等消退后再行修补或胆肠吻合等。在进行引流的过程中,可以通过 ERCP 放置鼻胆管或者胆管支架,或放置 PTCD 外引流管,通畅胆管内的引流,减少经破口漏出的胆汁,使胆漏的情况可部分得到控制。对一部分胆漏量较小的患者,在通畅引流过程中,胆管壁的细小破口也可能自行闭合痊愈。

(丁　睿)

参 考 文 献

陈孝平,陈汉.2005.肝胆外科学.北京:人民卫生出版社,29,54.

二村雄次.董家鸿主译.2010.要点与盲点:胆道外科.北京:人民卫生出版社,108-131.

高志清.2003.普通外科手术技巧和并发症处理.北京:人民军医出版社,293-301.

黄志强.2008.医源性胆管狭窄:胆道外科之痛.中华消化外科杂志,7(1):1-5.

姜洪池,高越.2005.医源性弹道损伤的不可忽视性及其预防对策.中华肝胆外科杂志,11(3):152-154.

让-弗朗西斯.厉红元等译.2010.胆道疾病的手术治疗.北京:人民卫生出版社,1-25.

上西纪夫.金山,赵阳主译.2011.胆胰外科常规手术操作要领和技巧.北京:人民卫生出版社,2-38.

邵启兵,周海兰.2010.医源性胆管损伤的诊治现状.医学综述,398-400.

田雨霖.2011.医源性胆管损伤治疗时机与术式选择.中国实用外科杂志,7(31):558-560.

万远廉,刘玉村,吴涛主译.2010.Maingot 腹部手术学.11 版.北京:科学出版社,691-704.

万远廉,严仲瑜,刘玉村.2010.腹部外科手术学.北京:北京大学医学出版社,460-477.

Henry A.Pitt,Stuart Sherman,Matthew S.Johnson, et al. 2013. Improved Outcomes of Bile Duct Injuries in the 21st Century. Annals of surgery,3:490-499.

Identification, and Management. Surg Clin N Am,1329-1343.

Kenneth J McPartland, James J Pomposelli, Iatrogenic Biliary. 2008. Injuries:Classification, Michael J Zinner,Stanley W Ashley.

第8章

胆总管探查术

一、胆总管的外科解剖

胆总管为肝总管、胆囊管在肝十二指肠韧带内会合而成,从该韧带内向下相继经十二指肠上部后方,胰头后方,斜穿十二指肠降部后内侧壁,汇合胰管,在十二指肠大乳头处开口于十二指肠肠腔。中国成年人胆总管长3～6cm。胆总管自上而下分为四段:

(1)十二指肠上段:为胆总管最长的一段(2～5cm),如果胆囊管与肝总管汇合位置很低则此段很短,甚至缺失。二者之后为门静脉,二者之间以疏松结缔组织连结,共同包被于肝十二指肠韧带内、网膜孔腹侧。此处胆总管背侧为门静脉。胆总管右侧常有较大的淋巴结固定在壁上,称网膜孔淋巴结。该淋巴结位于网膜孔前缘肝十二指肠韧带内,故而名网膜孔前缘淋巴结。在胆总管的前面交叉的为十二指肠后动脉,该动脉在胆总管探查中应予以保护。

(2)十二指肠后段:是胆总管从十二指肠上部上缘到胰头上缘之间的一段,长1～2cm,此段是游离或部分固定于十二指肠。此段左侧1～2cm为胃十二指肠动脉,该动脉于十二指肠上部的后方下行并逐渐靠近胆总管。胃十二指肠动脉分出胰十二指肠上后动脉,后者于胆总管、门静脉前方右行,及至胰头后面,胆总管手术时应注意防止该血管之损伤。此外起点异常的中结肠动脉在横结肠系膜内常形成皱襞,皱襞位于胆总管前面,胆总管手术牵拉时亦应注意保护该血管。

(3)胰腺段:从胰头上缘至十二指肠降部的后内侧壁之间的一段,长约3cm,此段从胰头背面向下微向右行,在十二指肠降部的上部分的内侧面靠近内侧缘(0.8cm)或远离(2.0cm),此段在十二指肠上部与降部结合处下方0.5cm进入十二指肠降部后内侧壁而终止。胆总管胰腺段与胰腺关系变化多样:①胆总管背面被胰腺伸出舌片样的胰腺组织部分或全部覆盖,但有一边缘或裂隙;②胆总管背面仅覆盖一层结缔组织膜;③胆总管胰腺段背面与结缔组织间散在有和胰腺相连续的胰腺组织;④此段完全由胰腺所环抱。胆总管胰腺段左侧不到1cm处有胃十二指肠动脉下行,该动脉的分支胰十二指肠上后动脉向下行经胆总管和门静脉之前,当下行至胰头后面至胆总管胰腺段下端时则位于胆总管后方,胆总管手术中应予以保护。胰十二指肠上后静脉不与同名动脉伴行,却与胆总管胰腺段关系密切,该静脉是胆总管后方胰十二指肠切除术最麻烦的出血来源。此外胆总管胰腺段后方上部为下腔静脉,下部为右肾静脉。

(4)壁内段:此段是最短的一段,自胆总管斜穿于十二指肠降部后内侧壁,终于十二指肠大乳头顶端,长约1.5cm,其长度有很大变化(6～30mm),长度的变化是判定胆总管括约肌成形术切除范围的基本依据。此段有胰管与之汇合,汇合前通常并行数毫米,两管包被有一层共同的外膜,完全汇合前两管间的间隔最终减薄到只是一薄层黏膜。胰管位于胆总管内下方,掌握这一解剖关系有助于在胆总管手术中避免损伤胰管,在距开口处 2～3mm 末端管膨大,形成肝胰壶腹。肝胰壶腹内有平滑肌形成肝胰壶腹括约肌。壶腹最大直径 3mm,75% 的人壶腹长 5mm 或小于 5mm。此括约肌分为:①上括约肌包绕胆总管和胰管,插入十二指肠壁的上端,收缩时关闭管道,胆汁和胰液不能排入十二指肠腔;②黏膜下括约肌包绕胆总管和胰管的十二指肠壁内部分;③下括约肌包绕 Vater 壶腹,构成了大乳头。现在通常又把 Oddi 括约肌分为胆总管括约肌、胰管括约肌和壶腹括约肌。

　　胆总管和胰管会合有多种形式:①胰管以距十二指肠大乳头开口不同距离会合于胆总管,会合后的管腔扩大(形成壶腹)或不扩大;②胆总管和胰管彼此靠近,但分别开口于十二指肠大乳头;③二管分别开口于十二指肠不同点。肝胰壶腹开口于十二指肠大乳头顶端。

　　胆总管的供血系统包括:①十二指肠上胆管的动脉:由邻近该段胆管的 8 条动脉发出的小动脉(管径约 3mm)供血。这些动脉沿该段胆管两外侧缘形成两条轴血管,亦称 3 点钟血管和 9 点钟血管。此外,由十二指肠后动脉和胃十二指肠动脉发出许多小支从下向上至此段胆管。统计表明至十二指肠上胆管的血管 60% 发自下部的大血管,向上行;35% 发自肝右动脉或别的动脉,向下行;20% 发自肝固有动脉的轴血管。轴血管和其他小血管的分支围绕胆管形成胆管周围丛,从分支伸入壁内吻合成壁内动脉丛,壁内动脉丛再分支至黏膜内形成黏膜毛细血管丛。门静脉后动脉起于腹腔干或肠系膜上动脉根部,或者同时起于以上二动脉。右行至门静脉、胰头后面达十二指肠上胆管下端,50% 的

入门静脉后动脉与十二指肠后动脉合并称 I 型,入门静脉后动脉发出多个小支至胆总管后面。另有 1/3(II 型)门静脉后动脉干紧贴胆管背面右缘上行,与肝右动脉合并,沿途发出分支连于胆管周围丛。此型门静脉后动脉从上方供应十二指肠上胆管。②胰后胆管的动脉:由邻近并与之平行的十二指肠后动脉的多个小血管形成血管丛,其壁内分布方式同十二指肠上胆管。胆总管的静脉血大部分是由沿胆总管和肝总管上行的许多小静脉输送。这些小静脉在胆总管和肝总管周围形成胆管外静脉丛。此丛在管壁的膜内向上进入肝内,在肝内形成毛细血管。胆总管下面的静脉直接汇入门静脉。外科医生可借助胆管外静脉丛确认胆总管而排除胆囊管(胆囊管表面无外静脉丛)。

二、胆总管探查手术的适应证、禁忌证

　　1. 适应证　胆总管切开术是解除结石性胆道梗阻最常用的方法。胆总管切开术必须具备以下两个条件:根据胆道局部炎症情况能到达肝蒂内的胆总管和胆总管扩张至少达 7～8mm。由于局部脂肪,发生肝蒂的炎症和伴发的严重胆囊炎时可能会使找到和处理胆总管前方比较困难。外科医生应在术中注意评估胆总管内径。

　　手术指征:①手术中发现胆总管内有结石;②胆道蛔虫;③由胆管内肿瘤、瘢痕性狭窄、结石以及其他原因所致的阻塞性黄疸;④胆道感染,手术前有胆管炎症状或胆管穿刺抽出的胆汁呈脓性、混浊或有絮状物;⑤胆囊内有细小结石,胆囊管扩张,有下降至胆总管的可能;⑥胆总管明显扩大,管壁增厚呈慢性炎症表现;⑦肝内胆管结石;⑧胆总管及胆囊内虽无结石,但肝表面有炎症粘连、扩张的小胆管、纤维组织增多,肝内有硬结、结石、肝叶萎缩或肿大,肝内主要胆管有狭窄等;⑨慢性复发性胰腺炎或胰头肿大;⑩胆管扩张及造影剂排空迟缓。

2. 禁忌证

(1)老年患者或伴严重内科疾病,不能耐受手术。

(2)凝血功能严重障碍,经治疗不能纠正。

(3)门静脉海绵样变性,包绕胆总管。

(4)严重肝硬化门静脉高压,肝十二指肠韧带静脉曲张严重。

(5)有麻醉禁忌无法实施麻醉。

三、术前准备、麻醉方法及体位

1. 术前准备　术前检查:①术前充分评估影像学诊断结果(腹部 US、CT、ERC、MRCP 等),并确认胆囊结石和胆管结石的大小、形态及数量;②根据胆道成像(ERC、MRCP 等)结果,确认胆管分支有无变异。

术前准备:①胆道疾病的病人多有长期的、反复发作的病史,有的可能做过一次以上的手术,对手术的效果常有较多的顾虑。因此,手术前应注意做好思想准备,增强病人对手术的信心。②手术前根据需要,除对胆道系统的必要检查外,应做肝、肾功能及胃肠道X 线钡剂等检查。③有肠道蛔虫病史,手术前应行驱蛔治疗。④给予维生素 K。对有黄疸的病人,应做肌内或静脉内注射,并应测定凝血酶原时间。⑤对于再次手术的病人,应做胆汁培养及抗生素的药物敏感度试验,选择敏感抗生素,以备手术中及手术后使用。⑥手术中需穿刺胆管造影者,手术前应做碘过敏试验。⑦预计手术可能较复杂者,手术前宜放置胃肠减压管。⑧对急性化脓性胆管炎的病人,在积极抗休克等综合治疗下(包括输血、输液、抗生素、肾上腺皮质激素等),应及早进行手术或经皮肝穿刺胆管置管引流术,放置鼻胆管引流,因为常常只有在胆汁引流减压后,病情才能获得改善。

2. 麻醉和体位　麻醉一般采用气管内插管全身麻醉。病人取仰卧位,右侧季肋部垫高。术中为预防血栓形成,在下肢安装间歇性空气泵。

四、胆总管探查术手术步骤

(一)开腹胆总管探查手术

开腹手术皮肤切口可以取右肋缘下斜切口、上腹部正中切口及右侧经腹直肌切口,多用右侧经腹直肌切口及右肋缘下斜切口。

一般先处理胆囊,然后探查胆总管。但对主要是胆管的病变如胆道蛔虫,急性化脓性胆管炎,胆管下段梗阻等,则常先探查胆总管,然后再根据情况处理胆囊。看清从胆囊壶腹部延伸至胆总管附近结构的腹膜反折,用长弯剪刀剪开,将壶腹部与胆总管及胆囊管分开。对有黄疸的病例,在确认能够接触到十二指肠乳头区的梗阻之前,不可钳夹或切断胆囊管,亦不可切除胆囊。注意胆总管的粗细、管壁的厚度、有无炎症及任何其他病变,与上述病史及实验室检查等因素综合考虑,决定是否有必要探查胆总管。经胆囊管行常规胆管造影可减少不必要的胆总管探查。当胆总管难以辨认时,可通过其在肝十二指肠韧带的正常解剖部位、与胆囊管的直接联系、跨过其前壁的一条静脉以及细针穿刺抽出胆汁等方法加以鉴别。胆总管位于肝十二指肠韧带的右缘,若肝门处炎症粘连较多,可借助摸清肝动脉的位置,寻找胆总管。该部位结构变异甚为常见,谨慎、准确地找出胆总管至关重要。

手术具体步骤:

(1)剥离胆囊床:剥离胆囊床时,从胆囊底部开始,沿胆囊壁进行。第一助手用组织钳钳夹胆囊底部,并向下轻轻牵拉。第二助手用板状钩向头侧轻轻按压肝脏左内叶区域。这样不仅可以获得良好的手术视野,而且使胆囊及胆囊床间略有张力,剥离变得更加容易。术者用电刀切开距离胆囊床 5mm 处的胆囊浆膜。并小心结扎回流到肝脏的胆囊细小静脉。

(2)结扎、切断胆囊动脉(图 8-1):剥离接近胆囊颈部的胆囊床时,需解剖 Calot 三角。并辨明 Calot 三角内第 12c 组淋巴结和胆囊动脉,明确该动脉流入胆囊的情况后双重结扎、切断。

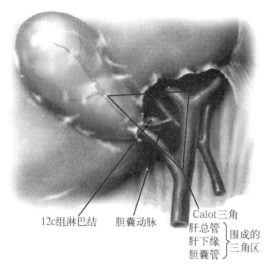

12c组淋巴结　胆囊动脉　Calot三角

肝总管
肝下缘　围成的
胆囊管　三角区

图 8-1　胆总管位置示意图

（3）辨认出胆囊管,行术中胆道造影:完全显露胆囊管后,于胆囊颈部结扎。在胆囊管上预置一 3～0 结扎线。取胆囊管上一横切口(约 1/3 周),将 4-6Fr 的造影导管向胆总管方向插入,并结扎先前的预置线,固定胆囊管和造影导管。最后,该管也可当作 C 管用。造影剂是用生理盐水 2 倍稀释 60% 泛影葡胺(使用原液有时结石不能显影,胆总管内结石可能被遗漏)。胆总管粗细不同,所需造影剂的剂量也不同。一般情况下缓慢注入 15ml 造影剂,摄片两次。

（4）确认胆总管,缝合支持线(图 8-2):确认胆总管结石后,并不一定要先切除胆囊。为了便于后续操作,用组织钳将其向右侧牵引。然后切开剥离胆总管左侧及十二指肠侧肝十二指肠韧带,显露胆总管表面。空针穿刺胆总管,抽出胆汁再次确认胆总管位置。于胆总管走行平行的预定切开线两侧 5mm 处,缝合胆总管全层,留置支持线。胆总管的剥离仅能确定其走行即可,无需剥离胆总管

全周。胆总管的后方有肝动脉及门静脉,过多剥离有出血的危险。左右支持线的距离不要过大,5mm 为宜。距离过宽,切开处胆总管壁成瓣状,胆道镜不易插入。

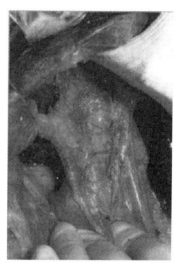

图 8-2　胆总管位置实例

（5）切开胆管(图 8-3,图 8-4):在支持线间,用尖刀纵行切开胆道,长约 5mm。依据结石大小,用剪刀适当扩大切口。纵行切口是切开胆管的最基本原则。切口越偏向十二指肠越安全(越靠近肝门部,引起的麻烦越多)。胆道壁出血,可以采用滴水双极电凝止血。

（6）取出胆总管内结石(图 8-5):胆总管切开口下结石,可直视下用镊子夹出。必要时胆道镜下确认结石,并用取石网篮取出结石。最后,观察胆总管近端、远端及壶腹部括约肌,确认有无结石残留。为便于操作,暂不移去自肝床切下的胆囊,至放完 T 管或 C 管。向右侧轻轻牵拉胆囊颈部扎线,固定好胆道,便于胆道镜下取石。

（7）留置 T 管(图 8-6):放置 T 管不仅有减压、引流胆总管的作用,还可术后借此经窦道取石。依据胆总管的直径选择 T 管,一般选用直径 5～10mmT 管。剪掉横臂的一半,保证上下臂长度为 15mm。将 T 管横臂两

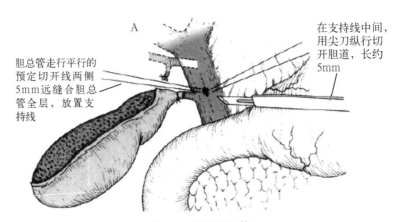

A

胆总管走行平行的
预定切开线两侧
5mm远缝合胆总
管全层，放置支
持线

在支持线中间，
用尖刀纵行切
开胆道，长约
5mm

图 8-3　切开胆总管

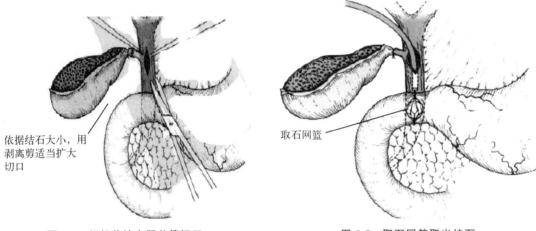

依据结石大小，用
剥离剪适当扩大
切口

取石网篮

图 8-4　组织剪扩大胆总管切口　　　　图 8-5　取石网篮取出结石

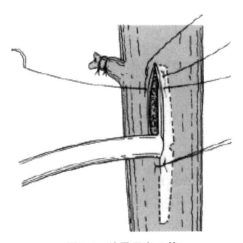

图 8-6　放置固定 T 管

端剪成圆形,更易插入胆总管。为了术后拔管容易,在底部剪两个小缺口。首先向胆管近端方向插入T管。然后向胆总管远端方向插入,并将T管留置在胆管切开口的最下端。将T管上臂插入胆总管近端后,用弯钳把持T管下臂准确送入胆总管远端。插入T管其下臂不能越过十二指肠乳头,上臂不能触到左右肝管的分叉部。使用5-0PDS缝线,在胆总管切口十二指肠侧间断缝合第1针,然后从胆总管肝脏侧开始间断缝合切口,针距、边距均为2mm。最后的2~3针暂不结扎,待全部缝合结束,一同打结。直到缝合至T管与胆管间的间隙消失,用胆总管十二指肠侧缝合线固定T管,以防止术后T管滑脱。

留置C管:通过留置C管减压,一期缝合胆总管,可缩短住院时间,并能减少因留置T管所致的手术并发症。胆囊切除后,经胆囊管置入造影用导管,该管即可当C管用。胆总管结石切开取石后,将造影导管插入大胆囊管后留置在胆总管内,并用弹力较好的缝线(爱惜康)缝合固定胆囊管和C管。将缝线绕胆囊管两圈后打外科结,且为预防线结松脱,可以用钛夹固定。固定用钛夹可作为术后确认胆囊管位置的标记。采用富有弹力的缝线后,术后可以早期拔管、出院,因为拔管后缝线可以继续勒紧胆囊管。C管固定后,从胆总管肝脏侧开始用5-0PDS缝合胆总管切口。针距、切距均为2mm。C管或T管缝合结束后,通过C管或T管缓慢注入生理盐水确保缝合结实,无胆漏情况。

(8)胆道造影(留置C管、T管后):胆总管缝合完毕,排出胆总管及留置C管或T管内空气,将60%的泛影葡胺用生理盐水稀释成2倍,行胆囊造影。确认C管、T管插入位置是否正确,有无造影剂渗漏。

(9)体外引出T管、C管:为便于术后胆道镜下取出残余结石,故应将T管经垂直于腹壁的最短距离引出体外。C管也同样用最

短的距离引出体外。T管引出体外时,腹壁固定不能过紧。因为关腹的时候,牵拉腹壁可能会使T管脱落。此外,卧位与站立时腹腔内肝脏的位置亦有所改变,应选择好站立时肝脏的位置,让T管、C管略显松弛留有活动空间。

(10)留置引流管,关腹:用2000ml生理盐水洗净腹腔,并确切止血。于Winslow孔放置引流管,自右侧腹壁引出。T管与引流管相互交叉或放置过近时,T管周围很难形成窦道。须将腹腔引流管与T管留有一定距离放置。如果两者距离过近,可于两管间塞入大网膜将其隔开。胆总管切开取石后,易发生切口感染,故关闭腹膜后需用生理盐水冲洗切口。

(二)腹腔镜胆总管探查术

1. 手术体位及操作孔位置 病人手术体位与腹腔镜胆囊切除术相同。采取头高脚低并向左侧倾斜的体位。术者站立于患者左侧,扶镜助手位于下方。常规采用4孔法手术,建议在脐部适用30°角腹腔镜,但另外3个操作孔的位置与腹腔镜胆囊切除术稍有不同。首先是剑突下直径10mm主操作孔的定位,根据不同病例的具体情况选择如下:剑突下操作孔尽量与胆总管切开处在同一水平,可以分别兼顾胆总管上、下段的探查取石操作。因为弯曲角度过大时,除影响探查胆总管进镜深度外,也易造成纤维胆道镜损坏。但缝合胆总管时,持针钳进腹位置较低,持针钳杆与胆总管长轴越接近平行(缝针与胆总管纵切口越接近垂直),腹腔镜下缝合胆总管难度越低。另外,还应根据肝圆韧带与胆总管的关系选择剑突下操作孔的腹腔内入口位置,多数情况下可于肝圆韧带右侧斜行穿刺进腹;但当肝圆韧带位于胆总管右侧时应选择从韧带左侧进入腹腔,而当肝圆韧带过于肥厚影响操作时,可切断韧带,注意确实止血。另外两个直径5mm的辅助操作孔位置也需要斟酌。术后这两个辅助穿刺孔要承担

T 管和腹腔引流管的进出孔。如 T 管和腹腔引流管经肋缘压迫弯曲引出体外,不能有效起到胆道减压,防止胆汁渗漏的观察窗口和腹腔引流的作用,其次术后患者可能局部疼痛比较明显,也会给后期进行必要的经 T 管窦道纤维胆道镜再次取石带来困难。因此,这 2 个辅助操作孔需要有意识地向下移位,留出气腹排出腹腔塌陷后回缩上移的余地。可以在建立气腹前标记出右侧肋弓的弧形位置,便于建立气腹膨隆后参考,在肋弓标记线以下穿刺操作套管。当然,还要根据患者的具体情况和手术者的个人习惯进行个体化选择。

2. 手术具体步骤

(1)胆囊三角的显露:我们采用抓钳经腋前线穿刺孔进入腹腔并牵引胆囊底部,将其推向膈肌,借此向上翻开肝脏;经锁骨中线进入另一把抓钳,牵引胆囊颈部向外下方,借此牵引展开 Calot 三角,显露胆总管、肝总管及胆囊管的关系。游离胆囊管和胆囊动脉后分别使用钛夹和可吸收夹夹闭剪断,如有需要可经胆囊管先行胆道造影。游离胆囊床近端部分,胆囊底部暂不剥离,留作牵引肝脏向上翻开,协助显露肝十二指肠韧带,在肝脏肥厚下垂时,此步骤很重要。术中一般不需常规缝吊胆总管牵引线,首先,在腹腔镜放大的视野中,能够达到非常满意的解剖显露,可以完成精细准确的操作;其次,胆总管切口两侧悬吊牵引缝线使操作更为复杂,并有可能妨碍探查取石等操作;另外,不必要的悬吊缝线增加了胆总管壁缝针孔渗漏的机会,甚至会在无意中撕裂损伤胆总管壁。

(2)胆总管切开方法(图 8-7～图 8-9):分离肝十二指肠韧带右侧浆膜,显露胆总管前壁,腹腔镜下可清楚显露胆总管管壁血管网,采用"皮试注射器"的短细针头送入腹腔,借抓钳固定针头穿刺胆总管无血管区,腹腔镜下可看到透明的塑料针头帽管内有黄色胆汁溢出,拔出针头后腹腔镜下可见到胆总管穿刺孔有黄色胆汁流出,进一步确认胆总管。还可借助腹腔内白色干纱布蘸拭黄色胆汁来验证确认胆总管。穿刺时不宜过多抽吸胆汁,已确认胆总管为度,保持胆总管一定的充盈状态,避免胆总管过于空虚塌陷,影响切开刀尖的安全刺入切开操作。如遇切开处胆总管有横行小血管经过,选择细电凝钩精准电凝胆总管前壁血管预处理,采用腹腔镜专用切开刀纵行切开胆总管前壁约 1cm。胆总管管壁小血管网的电凝预处理很有必要,可避免切开胆总管时出血遮蔽胆总管切口,影响探查及取石视野的清晰程度。而且此时由于胆汁的流出,使胆总管切口处精确电凝止血难度增加。有时可遇到胆囊动脉横行跨过胆总管前方进入 Calot 三角,出血后血管断端很容易回缩至周围脂肪组织中,并很快形成肝十二指肠韧带血肿,在此重要解剖结构处不能大块结扎止血和盲目电凝止血,否则会造成很尴尬的局面,甚至因此转为开腹止血。所以尽量避开这些相对较粗大的血管,选择胆总管切开区域更为明智。胆总管切开位置选择胆囊管汇合处或稍下方,有时肥大的肝脏会妨碍过高的胆总管切口探查取石操作,或根据胆管取石部位选择。胆总管切口大小选择依据结石最大径、能进入纤维胆道镜、放置 T 管后仅需 8 字缝合胆总管切口下端 1 针的原则,多数情况下 1～1.5cm 为宜。

(3)胆总管取石技巧:切开胆总管后,可借助腹腔镜器械推压胆总管下段,当结石移动到切口处时,直接使用抓钳取出胆总管。我们常使用冲洗取石法,利用腹腔镜冲洗吸引管的便利条件,在直径 5mm 金属冲洗管道前端套接橡皮软管插入胆总管切口,持续冲洗胆总管上下端。此法很简便实用,优于注射器单次加压冲洗的效果,利用生理盐水持续冲洗在胆总管内形成的涡流,反复推送冲洗导管,将结石自然漂浮冲至胆总管切口处。此方法简化术中取石步骤,并减少器械反复取石对胆总管黏膜的损伤,并可降低使

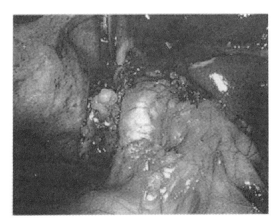

图 8-7　确认胆总管位置

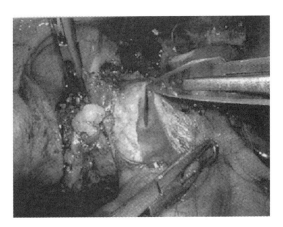

图 8-8　打开胆总管

前 MRCP 片,指导取石数量、结石部位,甚至对照结石形态,取石完成后常规进行纤维胆道镜检查。对于上述方法取石困难或胆道镜检查时发现的结石,采用金属取石网篮或球囊导管,直视下拉出结石(图 8-10)。取石后主要依靠纤维胆道镜进行探查确认(图 8-11)。必要时缝合胆总管后再经 T 管进行胆道造影复查,因腹腔镜下缝合胆总管是技术难点,不便于反复缝合、拆除、再缝合,对胆总管壁也增加了损伤,因此,纤维胆道镜的检查确认比 T管造影更为重要。

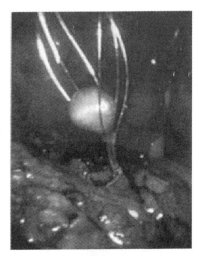

图 8-10　网篮取出结石

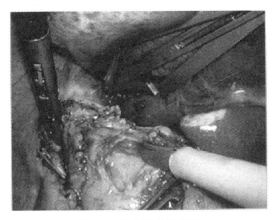

图 8-9　扩大胆总管切口

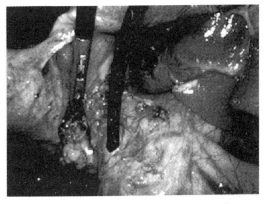

图 8-11　胆道镜探查胆总管

用取石网篮带来的取石成本。大多数胆总管结石比较容易用冲洗法取出。术中需参照术

(4)安放 T 管及缝合胆总管(图 8-12,图 8-13):取石并借助纤维胆道镜探查确认

后安放 T 管,将 T 管上下横臂插入胆总管后,沿胆总管上下滑动 T 管,确认 T 管横臂放平(摆顺)未折叠。将 T 管推至胆总管纵行切口的上端,仅缝合关闭 T 管下方胆总管切口比较符合腹腔镜手术视野方向,可低缝合难度,简化手术操作步骤。注意确认 T 管上下横臂插入胆总管管腔内,以免在肝十二指肠韧带有肥厚脂肪覆盖时,T 管放置于浆膜组织夹层内引起术后胆漏的潜在危险。T 管型号要选择尽量细的,一般以能够满足纤维胆道镜术后经窦道再次探查取石为原则。4-0 可吸收线的无损伤缝针大小适中、弧度较适合胆总管缝合操作。连续或间断缝合胆总管切口均可。

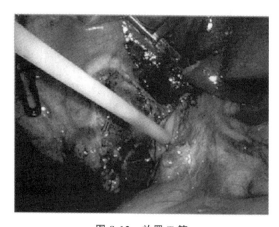

图 8-12 放置 T 管

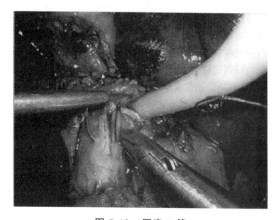

图 8-13 固定 T 管

(5)T 管的处理:缝合胆总管后经肋缘下穿刺孔引出 T 管,注入生理盐水检验胆总管缝合是否满意,压力不宜过大,可轻柔提拉 T 管,使其横臂贴近胆总管前壁切口,减少渗漏。最后切除胆囊并取出标本,胆总管结石可在术中随时取出腹腔,也可最后集中取出。可以装入标本袋中一次取出,也可使用直径 10mm 专用匙状取石钳逐个取出,原则是避免结石遗漏在腹腔或伤口内。手术结束时需要调整 T 管和腹腔引流管,在解除气腹的同时,腹腔镜观察下随着腹腔的塌陷,逐渐将 T 管提拉,防止腹腔内过长而弯折。达到松紧适度,保证引流通畅,最后缝扎固定防止脱落。

3. 手术操作技巧

(1)胆总管根部的显露:行十二指肠上方的胆总管切开术的前提是胆总管根部显露良好。显露的条件与胆囊切除及经胆囊胆总管探查一样。抬起肝脏底面,将胰腺、十二指肠向下压,显露肝蒂。在开腹术中用金属拉钩将肝脏向上牵拉,助手将十二指肠第一段向下压。游离胰十二指肠段,有利于显露位于十二指肠上方的胆总管前面,可扪清胆总管及其走行,以便行胆道镜检查。在腹腔镜外科,利用上腹的 Trocar 插入的器械,将十二指肠压向下方,将肝脏推向上方,胆总管根部可以得到良好的显露。在不移动 Trocar 条件下,建议将肝脏悬挂于肝圆韧带上。这种悬吊通过将线穿在直针上,尽量靠近剑突经皮肤穿入,线结在腹壁外。在胆总管的前方切开约 2cm,切开一般用剪刀或小心地使用电凝。原则是尽管在靠近胆总管处谨慎使用电凝。切开胆总管或肝总管前良好的视野和没有出血是必不可少的条件。

(2)胆总管切开:切开覆盖胆总管的腹膜确认胆总管的前壁,建议在远离胆囊管汇入胆总管的地方选择切口。用细空针穿刺确认胆总管位置,使用两根牵引线(4-0 Prolene 或 PDS),一根在胆总管前壁,另一根在对面。若在该区域有明显的血管,用 5-0

Prolene 或 PDS 结扎或电凝止血。

使用 15 号手术刀在胆总管前壁做一短的切口,助手拉住牵引线,然后使用剥离剪双向扩大切口。在胆总管的前内侧做切口,可以避免切到胆囊管与胆总管的共同部分。用剪刀或电刀切开胆总管。如果在十二指肠上方分离胆总管,可仅切开胆总管,如果在肝蒂内或者在与胆囊管汇合上方分离胆总管则需切开肝管。切口在胆囊轴方向应该呈纵行或横行目前存在争议。横行胆总管切开符合胆管的血管分支分布,但是它的切口长度不能超过胆总管周径的一半,取出大结石有困难。纵行切开胆总管会影响胆总管壁的血管分支,在胆总管较细时,有胆管硬化的危险,但可以根据需要延长切口。临床上,如果胆总管扩张,选择两种切口都没有问题。

保证关闭良好,预防继发胆管硬化需要遵循的原则如下:①避免伤及胆管后壁,尤其是使用可回缩性电刀时;②如果做横行胆总管切开,切口长度不超过胆总管周径的一半;③如果采用纵行切口,切口不要太长,避免继发胆管缺血;④在胆总管内径正常时,不要采用纵行切口;⑤对较大的结石可扩大切口取出,勿使用暴力取石。

(3)取出结石:无论采取何种途径进行手术(开腹或腹腔镜),胆道取石的情况变化很大。在切开胆总管注射造影剂之后,在压力的作用下,结石可能自行排出,切开胆总管后要高度警惕以避免结石遗留在腹腔内,尤其是应用腹腔镜进行探查时。在胆道造影时,如果结石可移动,用钝形器械在胆管前壁自下端向上按压,可将结石从切口处取出。开腹手术时,操作者的左手放在胰腺的后方的胰十二指肠分离处,可用手指挤出结石。

开腹手术时应用 Mirizzi 钳解除胆道梗阻,在腹腔镜手术时,通过剑下的套针将取石网放入胆总管。如果需要可以通过上腹部的 5mm 套针应用 Mirizzi 钳进行操作,穿过腹壁放入钳子,用手指暂时压迫以确保气腹的密闭性。张开钳口,轻柔地将 Mirizzi 钳子放入以避免结石被推至胆总管下段发生嵌顿。如果胆道切口的大小容许液体自由地流动,用冲洗管冲洗胆道常常可以移动和排出结石。

同样可以选择 Dormia 探头取石,盲法置入胆道切开处,或通过胆道镜置入。通过右肋缘下的 10mm Trocar 置入胆道镜,Trocar 的内侧端与胆总管切口接触,这样可以直接将胆道镜置入胆总管内,由于胆道镜易碎,不要使用带齿的金属钳进行操作。胆道内的灌注压力使小结石移动,有时单独的冲洗可使部分结石从胆道镜旁边脱出或在取出胆道镜时脱出。如果冲洗没有使石头脱出,则需要通过注射管道置入 Dormia 探头。有一种具有 2mm 管道的内镜,可以毫无困难地通过 Dormia 探头,保留良好的注射速度。通过旋转胆道镜和使用支撑脚支撑,操作者可以到达并处理显示屏上显示的结石。通过二助手将 Dormia 探头置入操作管道内,到达结石下方,打开取石篮,所有操作都在直视下进行。有两种方法抓取石头:回抽取石篮的探头,并沿轴轻度旋转,或者将探头和胆道镜一起回抽。直视下关闭取石篮,在腹腔镜的监视下退出整个内镜管道直到可以看见包有结石的 Dormia 探头。如果需要可以重复上述操作。

通过盲法、开放的方式或经腹腔镜放入带气囊的 Fogarty 导管也可解除阻塞。其间,可通过暂时阻塞胆道预防结石在高位胆道内移动。取石时应该避免弄碎石头,这在易碎的结石可能会很困难,避免石头嵌入低位胆道内或乳突隐窝处。因此在没有排除有推动结石引起低位胆道梗死的危险时,不要盲目地将器械放入胆道内。在胆道结石嵌顿时,有时可以在胆道镜监视下通过溶解法或激光脉冲进行腔内碎石。碎石探头与结石接触,由于存在胆道出血或胆道穿孔的危险,碎石导管应该避免与胆道壁接触。如果没有碎石器,可以选择经乳头的十二指肠途径或术后内镜下括约肌切开取石。外科医生所遇到的困难与内镜医生相同,存在手术失败和病人需要再次手术的风险。

(4)术中检查胆总管结石的排空情况:胆总管切开取石解除胆道梗阻后用胆道镜检查结石排空情况。胆总管的直径常常可以允许使用 5mm 的胆道镜,这种胆道镜比细胆道镜坚硬,有一个可供操作的管道,可以同时进行胆总管灌洗,并通过带有取石篮的探头在直视下取出残余的结石。如果应用有抓取功能的钳子以确保胆道镜周围胆道切口的相对密闭性,可以更好地看清胆总管内的结石。经胆总管切口很容易行胆道镜探查,而且可以探查整个胆道分支。首先行肝内高位胆管检查,因为操作过程中结石可能向高位移动。为了避免严重的支撑困难和胆道镜损伤的危险,对腹腔镜下高位胆管的探查,建议行脐部 Trocar 置入胆道镜,腹腔镜的光源位于该套针内,通过脐部 Trocar 胆道镜可以毫无困难地上升到需要全面系统探查的高位胆道内。如果在此阶段发现肝内结石可以借助 Dormia 探头进行直视下取石。在确定乳头开口之后从低到高逐一检查低位胆道。操作时推荐使用两个电视内镜。观察结束后用导管进入胆总管,向导管内冲洗生理盐水。只要导管在胆总管内,生理盐水就会通过胆总管切口回流出来。当导管进入十二指肠时,回流的生理盐水就会停止。

(5)关闭胆道切口:目前比较常用且确保术后安全性的最佳方法为胆道外引流。该方法可避免腹腔内胆漏的风险,并可进行胆道造影检查;但增加了胆总管细菌感染的危险,可能导致水电解质的消耗;存在过早拔出引流管的风险,使术后的处理更加复杂且延长住院时间。当胆管炎伴有胆总管壁炎症,取石引起的乳头损伤,多个结石或由于取石导致结石变成多个碎片可能导致结石残留时,建议使用 T 管进行外引流。

在 T 管上关闭胆道:使用乳胶 Kher 引流管(T 管),有利于腹膜周围形成粘连并减少拔管时胆汁漏到腹腔的危险。胆总管切开取石后放置 16F 或更大的 T 管非常重要,否则当 T 管拔除后留下的窦道大小不能通过胆道镜器械来取出结石。T 管的各支预先做成沟槽,使其更加柔软便于今后的拔出。T 管的水平支只需约 1cm 长。在腹腔镜下,可以通过在胆道正上方补充放置的套针,把 T 管的远端放入腹腔,T 管的垂直支需要足够长。用钳子间壁在腹腔外 T 管末端避免气腹漏。T 管的两个水平支应该放在胆总管内切口的两边。通过腹腔镜将 T 管放入胆道内有一定的技巧。习惯上,攥握住 T 管一支的末端,将其推入到高位胆道内,直到 T 管的整个水平支放入胆道内。然后再回抽钳子,轻轻地牵拉引流管的垂直支,将 T 管的两个水平支放入到胆道开口的两侧。在胆总管切口的外侧角(水平开口)或向其上角方向(垂直开口)放置引流管,缝合或者不缝合引流管放置处的成角。胆总管切口行单针缝合或用 4-0 或 5-0 可吸收张力线缝合。张力线缝合较单股线缝合滑脱的风险更小,同时操作和打结也更容易。在腹腔镜下通过 T 管注射生理盐水检查缝合处的密闭性。在引流管的胆道出口处,用抓钳挤压橡胶引流管,这样可以在胆总管切口边缘再缝一针,当松开引流管后,引流管的弹性可以确保缝合的密闭性。引流管直接通过正对外科切口或腹腔镜右侧肋缘处的套针口的另一个切口露出体外,在腹腔内留下一个安全环可以避免不适当地拔出引流管。将引流管固定在腹壁上,注意避免卡住引流管腔,引流管连接一个引流袋,不用负压吸引,在手术结束时,检查引流管是否有效引流。

不放置引流管直接缝合胆道:如果胆总管壁质量较好,确定结石全部取出,没有乳头损伤,则提倡简单缝合胆总管切口。胆总管切口的缝合不需要特殊的技术。可以采用单针缝合或 5-0 的可吸收张力线进行缝合。在腹腔镜下缝合末端在体内打结或者用可吸收夹夹闭，通过胆囊残根或 T 管注射对照剂亚甲蓝、造影剂或生理盐水检查缝合处的密闭性和胆道的空虚性。如果缝合密闭以及如果各种条件适合不放置引流管进行简单关闭，用两个生物夹夹闭胆囊残根，小管径的负压吸引管可以放置在肝蒂的后面，并通过右外侧的套针皮肤切口置于体外，这种引流管可以早期发现术后的胆漏，如无胆漏可在术后 48h 拔出。通过腔内支架行胆道内引流缝合胆总管：胆道内引流是胆道外引流的一种替代方法，在术中通过胆总管切口放置经乳头的内置支架之后缝合胆总管，可以避免术后的胆漏，确保有效地解除胆道压迫。在胆源性急性胰腺炎时或者用器械取石解除胆道阻塞时损伤了乳突，这种方法可能不很理想。用小的柔软的内镜矫正支架（通常直径为 7Fr），轻轻滑动支架，经胆总管切口穿过乳突，这样可避免损伤胆道。支架的位置通过术中胆道造影确定。这种方法不能行术后胆道造影检查有无结石残留。支架应该在术后 15～20 天通过内镜拔出。

五、术后处理

一般病人可不胃肠减压，但对于胆道的再次手术，胆管肠道的内引流术等，由于手术范围较广泛，以持续胃肠减压 24～48h 为宜。

胆总管探查之后出现疼痛，提示术后胰腺炎可能时，血淀粉酶和血脂肪酶的检查才有意义。全身和局部情况的术后随访根据所用的方法而确定。在经胆总管切口缝合后，术中已经证实胆道内结石已经完全取出，任何胆道探查都不适合。

T 管的处理：T 管应妥善固定，防止受压、扭曲或被扯脱。胆汁引流袋应采用无菌的无色玻璃瓶或聚乙烯袋，便于经常观察胆汁的量、颜色、性质及有无沉淀物。手术后 1 周时，若胆汁仍混浊，沉淀物多，可隔日以抗生素等渗盐水溶液轻轻冲洗，以防胆红素沉淀阻塞。胆汁引流量一般每天 300～700ml。当胆道炎症消退后，胆汁即转澄清、沉渣减少。手术后可采用中西医结合疗法，口服舒肝利胆药、去氧胆酸等，以增加胆汁的分泌。慢性胆道感染时胆汁细菌培养一般很难转为阴性，不宜因此而过多使用抗生素，重要的是保持引流通常。T 管放置的时间依具体情况而定。一般患者在手术后 2～3 周，经造影无结石残留及夹管 3～5 日无症状者，便可拔除。一般不宜在 12 天以前拔管，以防因粘连不牢固而引起胆汁性腹膜炎，特别是那些在手术后曾使用肾上腺皮质激素或体质很差的患者。对于化脓性胆管炎及胆总管呈明显扩张者，宜用较粗的引流管，不仅引流通畅并且有利于细小结石的排出，同时也为日后需行胆道镜检查及取石提供方便。此类患者，引流时间一般较长，可达 2～3 个月之久。逆行胆道造影：待胆道的炎症消退后，于拔管前，一般宜做经 T 管的逆行胆道造影。造影剂应稀释后使用，以防因浓度过高，不易显示细小的结石。经 T 管穿刺，抽吸胆汁后，将造影剂缓慢注入，避免速度过快或压力过大。常采用前后位、斜位、侧位等位置投照。造影后吸出胆管内剩余的造影剂，并开放引流管至少 24h。

术后引流管随访：随访肝下的负压引流可以证实完全不存在胆汁漏。术后胆道外引流管的存在需要特殊的随访。不用负压引流，首先要随访胆道外引流管的单日引流量：①如果引流量很小，应该检查引流管是否打折，皮肤上的固定是否太紧，负压引流管在负压引流下是否有胆汁漏，负压引流管是否在手术结束前放在肝蒂后方。如果有临床体征或生化检查表现如：疼痛、发热、肝生化检查异常（胆红素、碱性磷酸酶），为了证实引流管是否在胆道内正确的位置上，应该尽早进行胆道造影。过早拔出引流管几乎都需再手术。②如果引流量大，24h 超过 500ml 或

700ml,提示在下游阻塞,首先要考虑结石残留。通过胆道造影可以明确诊断,严重的胆汁漏可以引起代谢紊乱(脱水、钠和碳酸氢盐的丢失),老年的病人很难耐受。可以经静脉或口服补充电解质进行补偿。通过胆道外引流管常规进行胆道造影检查,如果没有特殊体征出现,在术后3~4天进行,当胆道造影检查没有显示异常存在时,可以在造影后24h夹闭引流管,病人带管出院。由于存在病原微生物感染胆汁的风险,有时是耐药病原微生物感染的危险,在造影检查后的24h内应该开放引流管,造影后太早夹闭引流管可能是引起严重胆管炎的原因。在胆道造影的同时,并不推荐常规预防性使用抗生素治疗。当夹闭引流管后,观察患者有无胆道疼痛和发热,以检查患者对引流管的耐受性。经过胆囊外引流管或T管的拔出在门诊进行。为了不发生并发症,需要在引流管周围形成腹膜粘连,腹膜粘连可以避免胆汁漏到腹腔内,为了形成粘连,应该选用橡胶引流管而不用硅胶引流管,采用外科的手术方法置入,术后留置足够长的时间,一般在术后21天去除T管。腹腔镜外科产生的粘连很少,建议比开腹手术延迟3周拔管。

六、意外情况处理

1. *胆总管远端穿孔和胰腺损伤* 术中如果探查胆管时导致胆总管远端穿孔和胰腺损伤,那么可以通过向胆总管冲洗生理盐水而发现在胰腺的后方有盐水泄漏出来而发现。这种穿孔也可以通过胆管造影发现。这种损伤导致胆汁直接泄漏到胰头,从而导致致命的胰腺炎。基于这种原因,当发现该并发症时,在胆总管进入胰十二指肠沟入口的上方分出胆总管,使用缝线结扎胆总管远端,将胆总管近端与空肠进行Roux-en-Y吻合。当进行该手术时,使胆汁从损伤的胰腺转道会挽救生命,另外再在胰头后面放置一根引流管引流胰腺分泌物。如果胆总管穿孔发生

在可及的靠近胰头的近端部位,可以使用5-0 PG或PDS缝合穿孔破损处。如果穿孔部位不可及,在胆总管内放置一根大口径T管以对近端损伤进行减压,然后在穿孔区域的下方留置一根引流管。

2. *手术后出血* 手术后早期出血多由于胆囊床或胆管切开时止血不彻底,胆管壁上的出血难以自止所致。在急性化脓性胆管炎的病人,可能发生肝内胆管出血。此外如胆总管十二指肠吻合、Oddi括约肌切开术等,可能由于损伤胰头周围血管而出血。出血猛烈者,需再次手术止血治疗。

3. *胆漏和胆汁性腹膜炎*

(1)T管移位:T管在胆总管和皮肤这2个部位进行了固定,T管的长臂在胆总管和皮肤之间要留有充分的松弛度,以便腹部扩张时不使T管从胆总管中被拔出。偶尔,甚至在关腹以前T管已经在没有注意的情况下被部分拔出了胆总管。当胆总管切口周围出现胆漏时,可以发现在T管旁边的引流道有胆汁引流。如果漏发生于术后的最初几天,可能会出现上腹疼痛,提示胆汁性腹膜炎。得到充分引流的术后患者可以很好地耐受局部的胆漏,但是当胆汁扩散至大部分腹腔时,如果胆汁被感染可以产生广泛的胆汁性腹膜炎。弥漫的腹部压痛一般需要马上行剖腹探查术进行T管的复位或向胆总管内插入ERCP支架。

(2)胆道损伤。通过T管进行完整的胆道造影时,在X线片上主要胆道损伤显而易见,而其他小胆道的损伤可能不能被发现。如果后者表现为引流通道持续引流出小量到中量的胆汁,而且胆道造影持续为正常表现,则去除T管,向引流通道内插入一根小的Foley导管。术后两周,在气囊膨胀后通过此导管进行胆道造影。最易损伤的胆管是引流右叶尾状背段的胆管。

4. *胆总管结石残留* 大多数胆总管残留结石在行T管造影时能够被发现。当放

射科回报阳性结石结果时,应该仔细复习放射片,重复该检查以排除阴影是气泡的可能性。只要胆总管内 T 管引流良好,没有必要进行旨在取出胆总管内结石的手术治疗。因为取石的非手术治疗方法非常有效而且并发症的发生率较低;另外影像学上被认为是结石的阴影,可能实际上是假象,经过治疗后会消失。当患者带管 6 周后返院行进一步治疗前,重复 T 管造影以证实胆总管内是否存在结石,因为有不少数量的患者胆总管内的结石会自行排到十二指肠。最安全有效的取胆总管残余结石的方法是 Burhenne 的方法。要使用该方法,T 管的长臂的大小至少 14~16F。胆管造影后证实存在胆总管结石,去除 T 管,插入一根可以操作的弹性导管如 Meditech 管。向导管内持续注入造影剂,向 T 管窦道内插入弹性导管直到进入胆总管,然后将导管头朝向结石,向弹性导管内插入 Dormia 取石篮,在荧光透视的控制下,从窦道内将结石套在取石篮内回撤取石篮、结石和导管。术中一般较大的结石遗漏的可能性较低,所以大多数的残余结石通过上述方法可以成功取石。甚至还可以对左右肝管进行取石。另外一个方法就是通过 T 管窦道向胆总管内插入一根弹性纤维胆道镜。如果这些方法没有成功,可以让有经验的医生于内镜下施行 ERCP 行乳头切开。如果仍然不能成功,结石堵塞胆汁流入胆总管就需要再次行开腹胆总管切开取石术。

(范　明)

参 考 文 献

陈孝平,陈汉,沈锋,等.2005.肝胆外科.北京:人民卫生出版社,240-534.

黄志强,金锡御,董家鸿,等.外科手术学.北京:人民卫生出版社,2005:966-1030.

江绍基.1992.临床肝胆系病学.上海:上海科技出版,366.

梁力建,汤地.2000.肝胆管结石 504 例的外科治疗.《中华医学会第九届全国胆道外科学术会议暨第二届海峡两岸暨全球华人一般外科学术研讨会论文汇编》,武汉,143-144.

冉瑞图.2000.关于肝胆管残余结石问题的几点看法.中国实用外科杂志,20(9):517-518.

上西纪夫,后藤满一,杉山政则,等.2011.胆胰外科常规手术操作要领与技巧.北京:人民卫生出版社,39-51.

石景森,刘永雄,王伟仁,等.1997.第七届全国胆道外科学术会议纪要.中华外科杂志,35:667-669.

吴孟超,孙衍庆,宋鸿钊,等.2003.现代手术并发症学.西安:世界图书出版公司,739-742.

吴孟超.1993.腹部外科学.上海:上海科学技术文献出版社,334.

夏穗生.1996.现代腹部外科学.武汉:湖北科学技术出版社,445.

严律南,姚秦祥.1997.现代普通外科手术学.北京:北京医科大学中国协和医科大学联合出版社.

钟世镇,刘树伟,柳澄,等.2005.腹部外科临床解剖学图谱.济南:山东科学技术出版社,181-197.

Allen B,Shapiro H,Way LW.1981.management of recurrent and residual common duct stones.Am J Surg,142:41.

Berci G,Shore JM,Morgenstern L,et al.1978.Choledochoscopy and operative fluorocholangiography in the prevention of retained bile duct stones. World J Surg,2:411.

Burhenne HJ.1976.Complications of nonoperative extraction of retained common duct stones.Am J Surg,131:260.

Carol E H,Scott-Conner.2002.exploration of the common bile duct.Chassin's Operative Strategy in General Surgery,600-619.

Carroll B,Chandra M,Papaioannou T,et al.1993.Biliary lithotripsy as an adjunct to laparoscopic common bile duct stone extraction.Surg Endosc,7:356-359.

Corbett CR,Fyfe NC,Nicholls RJ,et al.1986.Bile peritonitis after removal of T-tube from the common bile duct.Br J Surg,73:641-643.

Corbett CRR,Fyfe NCM,Nicholls RJ,et al.1986.Bile peritonitis after removal of T-tube from the common bile duct.Br J Surg,73:641-643.

Crawford DL,Phillips EH.1999.Laparoscopic

common bile duct exploration. World J Surg, 23:343.

Cuschieri A, Kimber C.1999.Common bile duct exploration via laparoscopic choledochotomy. In Scott-Conner CEH(ed)The SAGES Manual:Fundamentals of laparoscopy an GI endoscopy. New York,Springer-Verlag,178-187.

Decker G,Borie F,Millat B,et al.2003.One hundred laoaroscopic choledochotomies with primary closure of the common bile duct.Surg Endosc,17:12-18.

Dion YM,Ratelle R,Morin J,et al.1994.Common bile duct exploration:the place of laparoscopic choledochotomy. Surg Laparosc Endosc, 4:419-424.

Dsendes A,Burdiles P,Diaz JC.1998.Present role of classic open choledochostomy in the surgical treatment of patients wit common bile duct stones. World J Surg,22:1167.

Gigot JF,Navez B,Etienne J,et al.1997.A stratified intraoperative surgical strategy is mandatory during laparoscopic common bile duct exploration for common bile duct stones:lessons and limits from an initial experience of 92 patients.Surg Endosc,11:722-728.

Heiken TJ,Birkett DH.1992.Postoperative T-tube tract choledochoscopy.Am J Surg,163:28.

Jean-Francois Gigot,厉红元,甘露,等.2010.胆道疾病的手术治疗.北京:人民卫生出版社,37-45.

Jones DB,Soper NJ.1996.The current management of common duct stones.Adv Surg,29:271.

Kim EK,Lee SK.2004.Laparoscopic treatment of choledocholithiasis using modified biliary stents. Surg Endosc,18:303-306.

Millat B,Fingerhut A,Deleuze A,et al.1995.Pro-spective evaluation in 121 consecutive unselected patients undergoing laparoscopic treatment of choledocholithiasis.Br J Surg,82:1266-1269.

Motson RW,Wetter LA.1990.Operative choledochoscopy:common bile duct exploration is incomplete without it.Br J Surg,17:975-982.

Park AE, Mastrangelo MJ Jr. 2000. Endoscopic retrograde cholangiopancreatography in the management of choledocholithiasis.Surg Endosc,14:219.

Patchen Dellinger E,Kirshenbaum G,Weinstein M,et al.1980.Determinants of adverse reaction following postoperative T-tube cholangiogram. Ann Surg,191:397-403.

Petelin JB.1999.Laparoscopic common bile duct exploration:transcystic duct approach.In Scott-Cconner CEH(ed)The SAGES Manual:Fundamentals of Laparoscopy and GI Endoscopy. New York,Springer-Verlag,127-177.

Phillips EH,Carroll BJ,Pearlstein AR,et al.1993. Laparoscopic choledochoscopy and extraction of common bile duct stones.World J Surg,17:22-28.

Phillips EH.1994.Controversics in the management of common duct calculi. Surg Clin North Am,74:931.

Rosenthal RJ,Rossi RL,Martin RF.1998.Options and strategies for the management of choledocholithiasis.World J Surg,22:1125.

Soravia C,Meyer P,Mentha G et al.1992.Flushing technique in the management of retained common bile duct stones with a T tube in situ.Br J Surg,79:149.

Thompson JE Jr,Bennion RS.1989.The surgical management of impacted common bile duct stones without sphincter ablation.Arch Surg,124:1216.